DIARIO DE UNA EX-GORDITA

¡TRANSFORMA TU CUERPO Y FORTALECE TU AUTOESTIMA!

SILU SCHEFFER

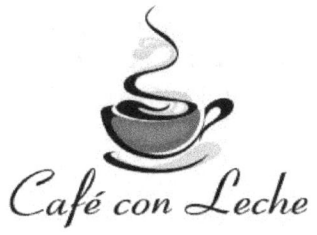

Diario de una ex-gordita:
¡Transforma tu cuerpo y fortalece tu autoestima!

por Silu Scheffer

Front Cover/Crédito: Z. Roberts Promotions

Hair & Make-Up por Victoria Hair Studio y Chic Extensions

Beach wear by Gabriela Pires Beachwear

© Copyright 2018, Silu Scheffer

ISBN 978-1-63393-018-6

Todos los derechos han sido reservados. No se permite la reproducción total o parcial de este libro, ni su incorporación a un sistema informático, ni su transmisión en cualquier formato, sea este electrónico, mécanico, por fotocopia, por grabación u otros métodos, sin el permiso previo y por escrito de los titulares del copyright.

Publicado por

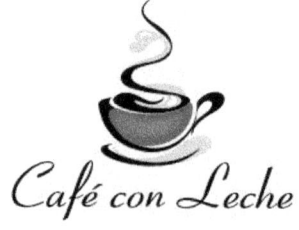

Café con Leche

3 Griffin Hill Court
The Woodlands, TX. 77382
281-465-0119
www.cafeconlechebooks.com

Table of Contents

Agradecimientos	5
Introducción	7
Tip #1	13
PARTE I	**15**
La bella durmiente	16
Tip #2	24
Casa nueva, vida vieja	26
Tip #3	28
El primer brasier nunca se olvida	29
Tip #4	32
Incomodada quedaba tu abuela, y yo también	33
Tip #5	37
El accidente	39
Tip #6	44
¿Besar embaraza?	45
Tip #7	51
Mi primera sesión de maquillaje	53
Tip #8	56
Adiós a la inocencia	58
Tip #9	63
Quinceañera	64
Tip #10	67
Prometo que nunca más lo vuelvo a hacer	68

Tip #11	75
La dieta del espejo	75
La primera gran humillación nunca se olvida	86
Tip #12	90
PARTE II	**91**
La cenicienta se desquita	92
Tip #13	104
Receta de la dieta de la sopa	104
Después de medianoche...	106
Tip #14	116
Una linda ex-gordita	117
Tip #15	121
Tips de belleza y nutrición	121
Besar al príncipe, despertar con el sapo	123
Tip #16	134
Rapunzel tira las trenzas	135
Tip #17	141
Brazos abiertos	146
Tip #18	150
Cambiar es necesario	151
¿En qué me he metido?	159
Tip #19	163
Hierbas Y Su Importancia Para El Organismo	172
Biomasa De Plátano	178
Recetas Bajas En Carbohidratos	181
Recetas De Solo Carbohidratos	203
Recetas Funcionales – Aderezos Y Similares	211
Sobre La Autora	213
Testimonios	217

Agradecimientos

Cuando yo era gordita y caminaba por mi barrio, me preguntaba— ¿Por qué soy así? Gordita, dientes torcidos, sin dinero... ¿Por qué no soy como las otras chicas de mi edad? ¿Por qué estoy sufriendo así?

Muchas lágrimas ya habían rodado por mi rostro, y no había perspectiva de un futuro mejor para mi. La lucha era mía, y de cierta forma, me resignaba, y vivía esa dura realidad. Hoy tengo la respuesta: me tocó vivir todo eso sencillamente para poder llevar esperanza a otras personas. Me transformé, adelgacé y me reinventé.

Muchos fueron los que me apoyaron y estoy segura que a lo largo del camino Dios y La Virgen María siempre me han acompañado.

Pero hay algunas personas que ya no están aquí: la abuela Maria Cêni y el abuelo Deomar, que me sentaban en el regazo y me contaban un montón de historias. Cuando él terminaba, la abuela le decía— ¡Ya deja de contarle mentiras a Silu!

Sus historias me alegraban el corazón. Soy su continuidad, y sé que donde sea que el abuelo esté, seguramente sonríe, enorgulleciéndose de su nieta.

Agradezco a mi familia: mamá, papá y a mis hermanos. Con dos maletas en la mano Valentina (perra) y el corazón lleno de esperanza encontré amigos que me acogieron Lucia Bianchini, Vini, Armani y Rachel Braga, Isa Souza y Mariana Franz.

Cuando la vida me dio otro regalo trajo la amistad de Carine Lima.

La familia de mi corazón Asha Roberts, Nik Roberts y mi amor, Zak Roberts.

Especialmente a Kizzy Bortollo que me ayudó a dar vida al final de esa historia.

Un agradecimiento especial a Emmanuel Trenche de Duo Executives por su colaboración en publicar este libro.

Introducción

Aquella mujer

Yo puedo. Fue raro pensar así, con tanta claridad, por primera vez. Juntar dos palabras tan sencillas debe ser un gesto igualmente sencillo para muchas personas, sin embargo no para mí. Aquella noche de sábado vi las llaves encima de la mesa y me decidí. Apagué la televisión, me paré del sofá y fui hasta mi habitación.

Con la misma convicción, abrí el closet y elegí el vestido negro que ahí estaba intacto, como si estuviera esperando por aquel momento. El mismo vestido que, semanas antes, había escondido de mi marido al regresar del almacén. De pronto, empezaba a sentir una euforia muy particular. Era otra vez una niña capaz de fascinarse al encontrar un trapo viejo en un terreno baldío, y encontrar las alegrías más grandes, incluso, en una vieja y destartalada muñeca. Es verdad que la vida había mejorado, sin embargo aquella niña no necesitaba mucho para encantarse.

Abrí el cajón donde guardaba el maquillaje y supe qué hacer. Del mismo modo que sabía que arreglando con cuidado el trapo sucio, él se transformaría en un mantel perfecto para mis banquetes imaginarios, de la misma forma en que la muñeca rota y destartalada podía transformarse en una princesa, animada por mis manos.

No siempre fue así. Entre aquella niña y la mujer que pintaba sus ojos frente al espejo iluminado, existía un abismo. Durante la mayor parte de mi vida todo había sido diferente. Esa noche, mirándome al espejo, sabía cómo nadie, cuán diferente era. Un día, la niña capaz de hacer magia con las peores cosas, se escondió en un rincón donde no podía ser encontrada. En su lugar, surgió una chica desubicada, que, sin malicia para entender lo que necesitaba para ajustarse y ser aceptada, llegó a creer que no tenía ningún valor.

No estoy segura del momento preciso que mi apariencia comenzó a revelarse como un obstáculo. Mi cuerpo se desarrolló muy temprano. Tuve que aceptar que no podía ser más una niña, y necesitaba asumir las responsabilidades de una "jovencita", ya que me parecía a una. Todo pasó muy rápido, y cuando me di cuenta, acumulaba responsabilidades de un adulto. Y me resigné a ello. Pronto, la primera desilusión amorosa, sumada al trabajo en un pequeño quiosco de dulces transformó aquella chica siempre muy grande para su edad en una adolescente gorda. Ser grande empezó a significar otra cosa. Y lo peor aún estaba por venir.

Yo literalmente ocupaba mucho espacio, y los demás pasaron a no perdonarme. Todo el tiempo había alguien diciéndome que mis sueños eran sencillamente delirios imposibles, y que independiente de lo que hiciera para intentar cambiar, no lo iba a lograr. Nunca faltó aquél que me dijera que me fuera a la casa, y lo aceptara. Durante mucho tiempo pensé que no había alternativa y me iba a la casa.

Pero en el fondo no quería resignarme. Había una fuerza oculta en mi interior, como un niño que se esconde hasta que la tormenta pasa. Un día alguien, al intentar hacerme daño, sin querer me ayudó a perder el miedo a la tormenta.

Tarde o temprano, tocaría otra puerta que no se abriría, se me vetaría la entrada a una fiesta más. Sería tratada como alguien sin valor, sería herida una y otra vez, me encerraría en mi mundo solitario, pero nada de ello me impediría seguir mi camino y alimentar mis sueños. Aquella noche, mientras entraba al carro y giraba la llave de encendido, el corazón se me disparaba. Creo que llegué a pensar en llamar a una amiga, sin embargo me di cuenta que no había nadie cerca a quién pudiera llamar, así, de repente. Respiré profundo e hice lo que creía, debía hacer. Porque yo podía.

La noche había empezado cuando entré a la disco. Con la pista casi vacía, no había ninguna multitud donde ocultarme, me sentí expuesta y, por algunos instantes, insegura. Todo bien, de cierta forma me había preparado para la exposición: durante años había estudiado a las vencedoras de las pasarelas como un biólogo estudia a especímenes raros. Me senté en la barra, pedí una copa de champaña, encendí un cigarrillo, y lo fumé tranquilamente. No soy realmente fumadora y tampoco estoy acostumbrada a salir sola en la noche carioca: sin embargo había construido aquella escena dentro de mi cabeza hacía mucho tiempo. Quizás la hubiera visto en una película o revista, no lo sé. Solo sé que esa era la imagen de la mujer que quería ser.

Aquella noche, la encontré: tenía 30 años, estaba bonita luciendo un vestido negro, andaba en tacones altos y elegantes, bebía champaña y fumaba sola en un club nocturno de moda en Río de Janeiro. Sola, pero no buscaba compañía. Yo sería mi propia compañía esa noche. Soy capaz de demostrar calma aún en situaciones extremas. Ese talento, tal vez haya sido mi verdadera y única ventaja cuando obtuve esa primera victoria, después de tantas derrotas, diez años antes. No había ninguna amiga o grupo por llegar, y mi marido no estaba en la ciudad.

En el caso de que estuviera conmigo, Paulo se quejaría del ruido, diría algo acerca del precio de la bebida, haría mala cara y entonces diría que ya era hora de irnos a la casa para mirar algún programa imperdible en la televisión. Pero con él fuera de la ciudad y una buena dosis de coraje, podía ir a la pista, bailar y divertirme libremente. Esa noche, podía ir adonde quisiera; ninguna entrada sería prohibida y tomaría todas las decisiones.

A los hombres que se me acercaban, me limitaba a mostrarles la argolla. No gracias, no estaba disponible. Uno de esos donjuanes del Leblon que nunca había escuchado un no en casa fue más insistente e intentó discutir acerca del tema de forma insolente, como si yo, por estar allí, debiera darle explicaciones. —¿Qué hace una mujer casada en este sitio?— Si yo le contara la verdad, él no entendería. Para hablar francamente, no sé si alguien, además de mí, sería capaz de entender.

—Soy casada amigo, permiso.

La verdadera respuesta sería otra: —¡Por primera vez soy libre! ¿Pero él lo entendería? El sitio se llenó rápidamente con personas bonitas, interesantes, que no tenían la mínima idea de la distancia que nos separaba. Ocupábamos el mismo sitio en el espacio, el mismo territorio: hombres y mujeres de buena cuna, de la zona sur de Río, y yo: Siluandra, nacida en Palhoça, ex-repartidora de mercados, ex-niñera y empleada de servicio, ex-vendedora de seguros, ex- empleada de un quiosco de dulces, ex-empleada de tienda, ex-masoterapeuta, ex-reina de belleza, ex-gorda. No fue en vano que todo me parecía muy divertido.

En cierto momento, noté un rostro conocido que con insistencia me observaba. Digo, conocido de revistas, de la televisión, de anuncios en los periódicos. La diversión pasó a ser aun mayor. Muchas chicas de pueblo, como yo, harían locuras para irse de la fiesta con el famoso futbolista. Yo quería solamente beberme otra copa de champaña, bailar libremente, cancelar la cuenta con el dinero que por fin tenía en mi billetera, coger el carro y volver a casa. A muchos les parecerían banales mis deseos y me juzgarían como superficial, mediocre. Únicamente yo sabía lo que todo aquello representaba. Y era algo que alguien que no conociera mi historia no podría suponer.

Media hora después, el futbolista volvió aparecer en mi campo de visión y me hizo una seña, llamándome. Apenas le sonreí, sobria y educadamente. Él entendió, pero antes de volver al área VIP, su hábitat natural, me hizo caras, como diciéndome—Piénsalo bien, chica. A final de cuentas, me estaba "eligiendo". No necesité pensarlo. Le di la espalda y me dirigí con convicción hacia la pista, donde bailé alegremente entre desconocidos.

Cuando me di por satisfecha me dirigí a la caja para cancelar la cuenta, sin embargo una voz masculina surgió de algún lado diciendo que no me cobraran nada. No entendí lo que pasaba hasta oír la explicación del vigilante, alta y clara. —Ella esta con R. Miré, perpleja, hacia la salida y vi que el futbolista también se iba.

Hice de todo para mantener la pose, y no sufrir un ataque de risa y salir con la misma elegancia con la que había llegado al recinto. Podía coger el carro, ir sola a una fiesta, beber, bailar, divertirme como nunca, hasta podía menospreciar a un futbolista famoso y aun así salir sin pagar la cuenta. Prácticamente había alcanzado la imagen de mujer independiente. Y ahora conocía mi potencial. Sabía que aquello era posible, que lo había logrado. El pasado ya no importaba. Por lo menos durante una noche en mi vida.

Tip #1

Piensa por un momento, ¿cuando fue la última vez que te sentiste segura contigo misma? Tu desarrollo, como mujer, es algo único pero se debe compartir más a menudo y sin prejuicios. Una sesión de maquillaje entre amigas es una forma divertida para hablar tabúes femeninos y compartir qué nos incomoda o nos hace sentir distintas. Lo recomiendo como un ritual especial que nos ayude a sentirnos más seguras mientras aprendemos cómo lucir mejor. En estos espacios, nos podemos aplicar un color de labial atrevido y experimentar con nuevas tendencias abiertamente y sin prejuicios. A la vez, abrimos espacios para hacernos preguntas íntimas y aprender a ser más seguras entre nosotras mismas.

PARTE I

La bella durmiente

Claudete Cruzeta Scheffer preparaba pastelitos para la fiesta de quince años de su hermana menor cuando empezó a sentir las contracciones. Todo pasó de repente. Rompió fuente y en medio de los invitados salió corriendo rumbo al hospital. Al final de la tarde del 10 de marzo de 1979, en un pueblito del oriente de Santa Catarina llamado Campo Erê, a pocos pasos del Estado de Paraná, algunas horas después vendría al mundo un bebé gigante. Peso: cuatro kilos. Nombre: Siluandra.

Claudete tenía apenas 19 años. El esposo, Leomir, 22. No hacía mucho que se habían casado, sin embargo en aquel entonces las cosas eran así. Un matrimonio que enseguida no resultara en hijos era la excepción a la regla. Ella había sido criada, ama de casa, esposa y madre, por eso nunca fue al colegio. Él trabajaba como empleado en una gasolinera. Dos jóvenes que no sabían nada acerca de la vida: mis papás.

Los dos hacían parte de una generación de matrimonios prematuros, a veces difíciles de justificar de otra manera que no fuera por simple aceptación de la tradición, como lo que era "correcto hacer". Mientras que ahora cualquier chica de 12 años, ya tiene varios novios, en esa época había poco enamoramiento y pocos novios (de preferencia, únicamente uno), y el matrimonio era el único horizonte posible para una joven educada en un pueblo.

Esa noche de marzo vine al mundo ocupando espacio: todos se quedaron impresionados con mi tamaño. Sin embargo en la casa sencilla donde viví mi primer año no había siquiera una cuna para recibirme. Por lo tanto, olvídense de todo lo que saben acerca de lindas y coloridas habitaciones, llenas de juguetes y muñecos de peluche.

Mis papás, como un gran número de parejas que se constituían a temprana edad, no tenían condiciones materiales para formar familia y sostener un hogar. Pero, todo "se arreglaba". O por lo menos así se pensaba. La idea predominante acerca de la felicidad conyugal era muy diferente: bastaba con tener techo, comida en la mesa, ropa para vestir e hijos que educar. En ese sentido, mis papás iban por buen camino.

Me bautizaron a los cuatro meses. Aunque les parezca increíble, de vez en cuando, tengo algunos flashes de esa época, como por ejemplo: veo a mi mamá bañándome en la cocina, en un platón, y entregándome a mi madrina. Una estufa de leña y un perro amarrado a la puerta. Una casa tranquila, en donde se reía poco y se trabajaba mucho. Entonces le tocó el turno a Alessandra, la segunda hija. Mi hermanita. El silencio poco a poco se iba cambiando por los ecos de las peleas entre mis papás y las lágrimas de mi mamá.

Hasta el día en que un carro se parqueó delante de la casa. Dentro estaba mi abuelo materno, Deomar. Teníamos tan pocas cosas que no necesitamos más que una maleta. Viajamos por cerca de ocho horas hasta llegar a Palhoça, un pueblito en los alrededores de Florianópolis. Yo en el regazo de mi madre, y a sus pies Alessandra, que, de tan pequeña cupo en una caja de zapatos. Mi papá se quedó. No me acuerdo de que nos despidiéramos de él.

En Palhoça, nos instalamos en la casa del abuelo. Él, un hombre alto, serio sin embargo capaz de gestos cariñosos, fabricaba embutidos que vendía en una pequeña tienda de barrio que quedaba en el mismo terreno en donde vivíamos. Mi abuela Alba, bajita, gordita y malgeniada, era quien cuidaba de los "negocios" de la familia. Aunque era analfabeta, sabía ganar dinero como pocos y le daba pánico gastarlo.

Algún tiempo después, papá volvió a aparecer y se quedó. Empezó a trabajar como camionero y después como conductor de autobús. Después surgiría una casita ahí mismo en un pedacito de terreno que mis abuelos nos cedieron. No teníamos guardarropas, guardábamos nuestras ropas en un cajón suelto. Al lado de la cocina, quedada el baño en donde los sapos que venían del patio les gustaba alojarse. La nevera que no cabía en la cocina quedaba en la sala, con lo escasamente necesario. Televisor, únicamente unos seis años después. Juguetes, casi ninguno. Pero no crean que yo sufría con eso. Casi todos a mí alrededor vivían una realidad parecida. Yo sabía cómo encontrar formas de divertirme.

Para hacerme feliz, lo único necesario era tener un animal que cuidar. Siempre había un perro o un gatito perdido por la calle, y me la ingeniaba como adoptarlos, y a los pájaros que vivían libres y se posaban en los árboles, me gustaba perseguirlos por el patio. Incluso las coloridas mariquitas que encontraba en la escuela. Un día guardé docenas en la lonchera y me las llevé a la casa.

Vivía metida entre las gallinas del vecino o con Cravinho, el cerdo que la abuela criaba y yo hacía de cuenta que era mío. Juntaba todos los restos del almuerzo en una olla grande, me subía en un árbol y tiraba todo para que Cravinho comiera. Mi hermana me seguía, pero apenas empezaba a subir, gritaba —¡Las hormiguitas! ¡Las hormiguitas! Ella les tenía pánico a las hormigas. Yo, una niña traviesa hábil en el arte de escalar, la animaba y enseguida nos quedábamos fascinadas mirando comer a Don Cravinho— como si mirar a un cerdo revolcarse entre las sobras del almuerzo fuera un espectáculo maravilloso, algo que valía, incluso, que Alessandra enfrentara a las temidas "hormiguitas". Para nosotras, era exactamente eso.

Pero el espectáculo no duraría por mucho tiempo. El abuelo hacía chorizos y Cravinho, aunque en juicio era mío, no dejaba de ser un cerdo. No se demoró mucho hasta que mi mamá me mandó a pasar el día en casa de una amiga, y, al regresar, me encontré con el chiquero vacío. Cuando supe la verdad, me quedé arrasada, me sentí traicionada, pero a nadie le importó.

Una vez, mi padre me regaló una docena de patitos, que pasé a cuidar como hijos. El problema era que, a pesar de haber comprado los patitos, a mi papá le daba mucha rabia la suciedad que los mismos producían o podrían producir y se la pasaba amenazándome con vender o regalar a los animalitos en caso de que yo no los cuidara bien y con la dedicación de un soldado.

Yo redoblaba la vigilia, construía cercados para que no huyeran, hacía diariamente un hueco en el patio, lo llenaba con agua, intentando fabricar un lago que, a pesar de mis esfuerzos, siempre se secaba. Un día me desperté a las siete de la mañana con mi papá diciéndome que los patos se habían desaparecido. Corrí por la calle bajo la lluvia y solo encontré a uno de ellos. Ese pato vivió con nosotros hasta que creció, lo dejé ir a vivir en la casa del vecino porque él me prometió que jamás lo mataría. Siempre que volvía de la escuela pasaba por allá para echarle una miradita. Seguí visitándolo hasta que se murió de viejo.

De cierta forma, jugaba a las muñecas con mi hermanita. Insistía en cargar Alessandra a todos lados y la incluía en mis aventuras. Tenía una gran imaginación, me gustaba inventar cosas y hacer travesuras. Alessandra me seguía el juego, pero era miedosa, todo le daba susto.

—¡Yo no puedo! ¡Yo no puedo!— siempre repetía. Yo tenía mi sitio secreto y mágico: el terreno baldío que quedaba detrás de nuestro patio. Allá viví los mejores momentos de mi niñez. Siempre que era posible, hacía expediciones exploratorias y encontraba mil cosas con las que jugar. Me encantaba cuando podía cosechar las calabazas que mi mamá sembraba allí (con las que conversaba como si fueran personas— primero bebés, después niños que yo acompañaba hasta que se volvían adultos), los vegetales y las frutas que se caían de los árboles frutales del vecino.

Nunca aguantamos hambre, pero siempre teníamos poca comida en la casa. Al desayuno, siempre nos comíamos el pan que mamá horneaba, medio duro y seco, mantequilla, café con leche. Frijoles y pasta al almuerzo y cena.

Gaseosa, únicamente un vaso los domingos. Carne era algo raro. Del pescado, conocíamos sobre todo el olor que nos llegaba desde la casa de un vecino. Cuando era día de asado o pescado donde el vecino, mi hermana y yo nos quedábamos tan exaltadas que mamá cerraba la ventana: "Para que los vecinos no creyeran que queríamos ser invitadas."

Ella no sabía leer, tampoco escribir, hablaba feo, pero tenía una educación de duquesa cuando el tema era no molestar a los demás. Por la tarde, siempre nos la ingeniábamos para huir e ir merendar en la casa de amiguitas y vecinas refinadas. Nada más justo: como el refrigerio de la tarde era algo impensado en nuestra casa, íbamos a la lucha. Alessandra, se dejaba conquistar por cualquier pastel de banana o buñuelo.

Quizás esa vida de tardes libres haya dejado a mis papás preocupados. Un día me comunicaron que empezaría a ayudar a mis abuelos, solo tenía 7 años de edad. Por la mañana iba a la escuela. A medio día almorzaba, lavaba la loza, jugaba algunos minutos y corría a la tienda. Mis tareas básicamente eran entregar las compras en el vecindario en bicicleta, cuidar de la limpieza general, limpiar y seleccionar frutas, legumbres y verduras que estuvieran dañados o con mala apariencia. Esa selección, para ser más precisa, implicaba tres posibilidades: lo que estaba bueno se quedaba; lo que estaba muy dañado iba a la basura: y lo que estaba entre un estado y otro me llevaba a la casa. Todo lo que no estuviera completamente dañado era usado en nuestras comidas.

Nunca cuestioné el hecho de comernos los restos de la tienda. Todo lo contrario, me alegraba cuando lograba juntar una buena cantidad para llevarme a casa, como si todo aquello no pasara de un concurso del cual volvía victoriosa. Tampoco nunca me pregunté del porqué de la decisión de mis papás de ponerme a trabajar tan temprano. Yo era una niña responsable, buscaba cumplir con el mayor cuidado cualquier tarea que un adulto me encargara.

Mi abuela señalaba el piso y salía corriendo a coger el balde y la escoba; me entregaba los paquetes con las compras, y corría a coger la bici y salía cantando a hacer las entregas. Pocas veces afronté la jornada diaria con sufrimiento o rebeldía: La Cenicienta en persona.

Si me aburría, era porque sentía que la abuela desconfiaba de mí. Aunque no supiera leer, Alba sabía exactamente cuánto costaba cada mercancía y cuanto valía cada centavo que recibía. Quizás por sentirse insegura, cuando trataba de ayudarla con una suma, por ejemplo, actuaba como si ello fuera muy sospechoso. No me importaba que fuera carrancuda, malgeniada, tacaña, pero su desconfianza eso sí realmente me lastimaba.

En la escuela, acostumbraba ser buena estudiante. Como no tenía ya las tardes libres, intentaba aprovechar al máximo las horas libres que me quedaban entre la escuela y la tienda, cuando podía deambular por el vecindario. Los domingos, abría la ventana de mi habitación que daba hacia el terreno baldío y suspiraba de alegría. ¡Ese era mi parque de diversiones!

Entre las cosas que los vecinos tiraban encontraba pequeños tesoros: una tapita, un muñeco sin cabeza, un trapo sucio, todo lo aprovechaba. Como no tenía cometa, amarraba una bolsa plástica con un cordón largo y corría contra el viento y me parecía la cosa más bella del mundo.

Cuando era niña, me acuerdo de haber ido a un centro comercial una única vez con mi papá. Me quede extremadamente impresionada con aquel sitio, tan diferente de todo lo que había visto en mi vida. Mi objeto de deseo en esa época era un disco de "Trapalhões". Papá me dijo que no podía comprar el disco y me ofreció un helado como consuelo. Alessandra, más sagaz y fácil de convencer, enseguida aceptó el cambio. Yo no. Esa noche, me enfermé. Febril, deliraba pidiendo el helado que había rechazado.

Tip #2

Cuando sumergimos el cuerpo en la tina después de un dia largo y agotador, nos damos una oportunidad de restaurar el cuerpo y la mente. Resulta que este ritual ha existido por siglos, desde la cultura egipcia antigua en tiempos de Cleopatra.

Recomiendo utilizar una flor especial llamada lavanda, la cual no solo sirve como terapia para limpiar la piel con aceites, aromas y sales enriquecidas, sino también nos ayuda a disminuir la ansiedad, el estrés y la depresión.

Los beneficios son inmediatos y el cuerpo te agradece cada vez que te viertes en una tina para dedicarte tiempo a ti misma. Inmediatamente tu circulación es más flexible, eliminas las toxinas a través de la piel y el sistema nervioso se calma. Recomiendo esta terapia para aliviar los dolores y espasmos de los músculos mientras la dulce fragancia de la flor tranquiliza la mente de forma natural, teniendo un efecto más directo en la salud mental.

Como verás, la preparación es quizás lo más simple, entonces concentrémonos en cómo crear la mejor experiencia porque tú misma eres lo más importante en el ahora.

Quiero que imagines tu sala de baño. Imagina cómo quieres que se encuentre ese espacio: la temperatura del agua, la iluminación, un par de velas y quizás una esponja de baño para consentir todo tu ser. Para complementar esta sesión, puedes agregarle a tu ambiente el género músical que más te relaje. Por ejemplo, esa canción que te hace sonreír y te da una perspectiva diferente del dia a dia . . . ¡y listo!

Vamos con la preparación:

Llena la bañera con agua a una temperatura cómoda y no muy caliente. Asegúrate de poner el aceite de lavanda bajo el chorro de agua antes de sumergirte y prepárate para disfrutar un relajante baño por 30 minutos.

Ahora es tiempo de entrar a la tina; debes estar completamente desnuda enfocandote en tu cuerpo, mente y alma. Tu cuerpo soporta un dia de mucho estrés y emociones, y a través de esta terapia tendrás tiempo de devolverle su vitalidad.

Para comenzar, quiero que cierres los ojos e imagines a esa persona en la que te quieres convertir. Es tiempo de consultar contigo misma y empezar a planear la estrategia de vida para conseguir lo que deseas.

Después de 30 minutos, es hora de salir de la tina. Ahora no solo tienes tu cuerpo limpio y exfoliado, debes tener la mente clara y despejada mientras tu piel recibe todos los beneficios.

Casa nueva, vida vieja

Yo tenía nueve años cuando nos mudamos para São José, una ciudad más grande, cerca de Palhoça, pegada a Florianópolis. Papá ahora era conductor en una gran empresa de autobuses de Santa Catarina. Llegaron días de abundancia, especialmente considerando la penuria que habíamos vivido hasta el momento.

Fue precisamente en ese nuevo vecindario que empecé a tener algo de consciencia de mi imagen y de algunos problemas que hasta entonces podía ignorar con facilidad. Por ejemplo: así como mi mamá, yo hablaba muy feo. Esa forma de hablar pasaba desapercibida en Palhoça, pero llamaba la atención en el nuevo barrio. Mis atentados en contra del idioma enseguida eran detectados y señalados, así como el hecho de que siempre vivía un tanto despelucada y mal vestida.

Pero nada de ello era agresivo o generaba un conflicto más serio. Ser corregida podría considerarse un avance. Pero en casa continuábamos con los mismos parámetros de antaño. No teníamos ningún tipo de vanidad, y nuestro único lujo era una ropita "dominguera" que nos servía para ir a misa, fiestas de cumpleaños y matrimonios.

Jamás oí a mi mamá quejarse de un problema estético, decir que estaba más gorda o flaca, que mi pelo estaba bonito, que hablar así estaba mal o bien, y que ciertas palabras no deberían usarse. "Educación" era sinónimo de respeto y obediencia a los mayores y disposición para hacer todo que nos pidieran.

Mamá acostumbraba enseñarme que el trabajo era lo que dignificaba a una persona. Como ella poco sabía sobre el mundo, poco me enseñó al respecto de él. Conocía solamente una línea de pensamiento: la de nuestros papás. Fui criada, no educada, aunque ellos pensaban que estaban cumpliendo con su papel. La lógica era "nació", hay que darle de comer, vestirle y enseñarle a trabajar. De esa manera, sencillamente fui creciendo. No era una elección consciente— vivía como podía vivir y no planeaba nada para el futuro.

Extrañamente, a pesar del descuido conmigo misma, ya demostraba un especial sentido estético en mis juegos. Desde siempre había sido así. Mis casitas improvisadas con las chucherías de los vecinos eran impecables y organizadas. Hasta lo que estaba roto y viejo, en mis manos ganaba nuevas formas y colores. Desde mi perspectiva, todo podría quedar mejor de lo que era. Ahora ya no tenía el terreno baldío detrás de la casa para huir e inventar mi propio mundo. Pero tenía un nuevo mundo y una nueva Silu por descubrir.

Tip #3

La vida cambia y debemos innovar con sus cambios. Las estaciones nos recuerdan que es hora de reorganizar nuestro entorno y progresar. Yo empiezo por organizar mi cocina como una terapia de reflexión, ordenando los gabinetes donde se encuentran los alimentos básicos como la sal, los frijoles o el arroz. Aunque puede ser una tarea un poco aburrida te ayudará a encontrar hábitos que tal vez no son ideales para tu salud. Cuando me dedico a hacer este ejercicio suelo encontrarme con alimentos que ya no sirven o se vencieron hace mucho tiempo, simplemente por no poner atención. La vida funciona de la misma manera y por eso recomiendo deshacernos de las cosas que ya no nos sirven y reemplazarlas (en este caso) con alimentos que mejoren nuestra calidad de vida. Es decir, aceites de cocina de mejor calidad o condimentos con menos sodio como productos hechos por la marca Mrs. Dash que tienen un mejor impacto hacia nuestra salud. Este es un buen momento para incorporar nuevos alimentos y marcas que tal vez no conoces, como la quinoa, un buen aceite de coco, chia, una botella de vinagre de manzana, canela, o sal de himalaya. ¡Más adelante te daré más ideas de cómo implementar estos elementos en unos deliciosos jugos!

El primer brasier nunca se olvida

Mi cuerpo se desarrolló temprano, como si conspirara para que yo no pudiera ser niña por mucho tiempo. A los ocho años de edad, mientras mis compañeras de escuela aun eran planas como una tabla de planchar, mis senos empezaron a dar señal de vida. Por ser la única del salón en aparecer con ese tipo de novedad, de pronto me notaron. Al principio, mi cuerpo que crecía y me hacía diferente de las demás era una aberración.

La camiseta del uniforme, levemente transparente, insinuaba las formas que despuntaban y me avergonzaban cada día más. Yo no quería ser diferente. La diferencia exigía un valor y un amor propio que yo desconocía. Cuando no se tiene una gran autoestima, la mejor opción es no destacarse de ninguna forma, quedarse en las sombras. Un día hablé con mamá al respecto. Ella me llamó boba, dijo que eso era normal, que dejara la bobada. Bajé la cabeza y la obedecí.

Afortunadamente, hace casi un siglo, una chica estadounidense muy lista se arreglaba para una fiesta cuando se dio cuenta que el espartillo, además de sofocarla, le marcaba el lindo vestido que lucía. Mary Jacob, que posiblemente ni siquiera pensó en resignarse y cambiar el vestido que había elegido esa noche, no se hizo de rogar. Abrió el closet, cogió dos pañuelos, le pidió a la criada que le trajera cinta e hilo. La magia estaba hecha.

En la antigüedad, las mujeres egipcias, griegas y romanas se las ingeniaban como podían para luchar en contra de la maldita ley de la gravedad. Pero fue después del impulso de Mary que el brasier empezó a ganar fieles adeptas, estatus y sofisticación. Formas, colores, telas, texturas: la prenda se volvió elemento clave no únicamente por el confort, sino, sobre todo, para el imaginario sensual femenino. Y, lógico, masculino.

El hecho es que Mary no podía imaginarse que una tarde de 1988, en el pueblito de São José, en Santa Catarina, su creación ocasionaría semejante alboroto en la vida de una jovencita llamada Siluandra. Un día la abuela me entregó un pequeño regalo, el único que me recuerdo haber recibido de ella. —Pero si ni siquiera es mi cumpleaños— le dije. Abrí con afán, ya que recibir regalos era algo raro mientras que pensaba, *¿Una muñequita de trapo?, ¿Una blusita?*

Allá estaba de repente— mi primer brasier. No fue exactamente amor a primera vista. Al principio, consideré un poco rara aquella prenda que se parecía mucho a los interiores que la abuela usaba y que a veces ayudaba a colgar en el tendedero. Era una especie de triángulo con tirantas. Gigante, medio mal hecho e insípidamente beige. Era evidente que no había sido hecho para embellecer a nadie, sino para cumplir una misión: ocultar lo que había que ocultarse. Después del primer impacto, y como no tenía ningún parámetro, mi mamá estaba lejos de usar encajes y satines, todo empezó a parecerme muy emocionante.

Lo mismo podría decirse de mis compañeras de salón. En el baño, a la hora del recreo, mientras una niña vigilaba la puerta, las otras se posicionaban para verme levantar orgullosamente la blusa y mostrar mi brasier, como si ese objeto representara el boleto de entrada hacía un futuro misterioso. Yo me exhibía con orgullo delante de las miradas admiradas de las que aun no tenían boleto hacía el futuro. Nuestra relación fue duradera. Por muchos años aquella imitación miedosa de lencería me acompaño y me alivió de la masacre de un cuerpo que parecía que nunca dejaría de crecer.

A medida que fue quedando raído y los senos de las vecinas también crecieron, perdió el glamour de los primeros días. Pero permanecimos juntos, con parches y desgastes, hasta que un nuevo lo reemplazó— cinco años después. Después yo aprendería que en muchos aspectos, la vida también sería así.

Tip #4

¡El primer brasier se debe celebrar! Siempre he pensado esto y creo que es responsabilidad de cada madre celebrarlo de una forma u otra. Recomiendo hacerlo con una foto especial entre madre e hija. He visto ocasiones donde la hija se siente avergonzada o tal vez expuesta, y todo esto depende de la manera en que la mamá esté atenta al desarrollo de su hija. Como souvenir, la foto de una niña con el primer brasier junto a su mamá es una memoria que más tarde se convertirá en un gran tesoro. A través de la foto, se podría captar algo íntimo para luego recordar y sentir nuevamente lo que alguna vez fue ser mamá y, para la mujer adulta, recordar lo que fue ser una hija vulnerable con gran apego a su madre. Estos sentimientos son tesoros que deben ser guardados, a pesar de cualquier diferencia que se presente entre madre e hija a través del tiempo.

Incomodada quedaba tu abuela, y yo también

São José fue palco de otras trasformaciones. Mi primera menstruación, o "incómodo" como le decían mi mamá y la abuela, también llegó después de nuestra mudanza. Para la mayoría de las niñas ese inicio es de hecho incómodo y aturdidor. En mi caso, la precocidad e ignorancia complicaron aún más las cosas.

Era una tarde de sábado. Yo jugaba con mis nuevas amigas del barrio cuando sentí un cólico muy fuerte. Pensé que era un dolor de estómago. En el baño noté que un hilillo de sangre escurría por entre mis piernas. Me dio pánico. Busqué una cortada, un rasguño, algo que justificara el sangrado, pero no encontré nada. Entonces corrí a la casa, llorando, pensando que iba a morirme.

Mi mamá, que hacía la siesta, se despertó con mis gritos, ella tampoco estaba preparada para el momento. En realidad, ella no supo qué hacer o decirme. Se limitó a abrir el armario, sacar de ahí un paquete misterioso y decirme, —Silu, ahora eres una jovencita. Con ese objeto raro y gigantesco entre mis manos, sentí una tristeza indescriptible.

—Pero, mamá, ¿Quiere decir que ahora ya no puedo jugar a las muñecas?

Ella estaba tan confusa como yo. Aunque mi cuerpo insistiera en apresurarse, yo seguía siendo solamente una niñita. Y esa niña sufrió terriblemente cuando oyó a su mamá decirle que no, — una jovencita no juega a las muñecas.

Ella no entró en detalles, únicamente me explicó a su manera, como debía usar la toalla higiénica y regresó a sus quehaceres. Yo no tenía ni idea que, desde la antigüedad las mujeres se ocupan en ocultar su "incomodidad". Rollitos de papiro, papel, copos de lana, de algodón, de pasto, retazos, hasta las infames "toallitas higiénicas", que observaba, intrigada, a mi mamá comprar todos los meses— todo era válido para no quedarse encerrada, alejada, hasta que la naturaleza hiciera su trabajo. O sea, hasta el mes siguiente. Imagínense que la toalla higiénica, más o menos como lo conocemos hoy en día, apareció solamente en los años 70— en pleno siglo XX. O sea, fue necesario mucha paciencia. En todo caso, si mujeres de todas partes del mundo, en todos los tiempos pasaron por aquello, conmigo no sería diferente.

¿Pero por qué tan temprano? La pregunta se quedó sin respuesta. Cuando aparecían dudas y mi mamá tenía algo que decirme, hablaba. Cuando la acorralaba, sencillamente cerraba el tema. No era de mala gana— ella no tenía mucho más que ofrecerme.

Yo, con aquel volumen descomunal entre mis piernas, triste y confundida, volví a la calle caminando raro y no quise comentar el hecho. Cuando quise saber más acerca de lo que me estaba pasando, mamá me dijo que las jovencitas tenían el "incómodo" todos los meses, hasta quedarse viejas. Aquello me sonó como una condena. Intenté concentrarme en mi último día como niña, mientras aun podría jugar. Sin embargo, media hora después, me tocó volver al baño, allá volví innumerables veces esa tarde hasta gastarme todo el paquete de toallas higiénicas.

Me molestaba mucho cuando mi mamá le contaba a alguna tía o amiga que yo me había "vuelto jovencita". Si ella divulgaba la noticia, nunca más iba a poder jugar sin que me miraran con reproche. El mes siguiente, esperé resignada la llegada del martirio, pero nada. Se demoró casi un año para que mi menstruación volviera. De mi parte, me quedé muy contenta, considerando que, si no sangraba, no necesitaba ser jovencita y era libre para ser niña. Aunque ser niña significara trabajar en la tienda, ayudar con los platos, el oficio de casa y... en mí tiempo libre, por mínimo que fuese, jugar.

Solo mucho tiempo después ya cuando era adulta, me percaté que la mirada de mi mamá cambió durante el receso en ese supuesto paso a la vida adulta. Temeraria, algunas veces me hacía preguntas raras, mientras que redoblaba el cuidado con mis pasos, *¿de dónde venía?, ¿hacía dónde iba y con quiénes?* — como si hubiera algo sospechoso en mi vida.

Siempre le contestaba con toda sinceridad, sin ponerme de mal genio, pero sin entender nada ¿Hacía algo mal? ¿Pero qué? ¿Algo como coger una fruta del vecino? ¿Saltar cercas y rasparme las rodillas? ¿Incentivar a mi hermanita a que se subiera en un árbol para alimentar el cerdo conmigo? ¿Qué más podría haber hecho mal una niña?

Yo, realmente, no la comprendía. Me imagino que ella sufrió mucho con esas sospechas. Para mi mamá, una mujer solo dejaba de menstruar cuando estaba embarazada. En esa época no podía imaginarme que ella, en su ignorancia sobre la fisiología femenina, pensara que yo, que solo quería jugar, cuidar a mi cerdo, ver las calabazas creciendo, robar las verduras de la vecina (pero solo las que se caían en nuestro patio), y no tenía ni idea de que existiera esa cosa llamada sexo, pudiera estar esperando un bebé. Incluso porque eso solo podría haber pasado muchos años después.

Tip #5

RECETA DE JUGO DETOX

Esta receta, además de desintoxicante, también tiene acción energética, o sea, además de limpiar tu organismo, te ayudará a tener más energía en el transcurso del día.

Ingredientes:

1 manzana
Jugo de limón (sin cáscara)
2 naranjas
1 pedazo de jengibre
4 zanahorias

Modo de preparación:

Bata todos los ingredientes en la licuadora con medio vaso de agua de coco o agua filtrada, para dejar más cremoso. No utilice azúcar ni edulcorante.

RECETA DE MOUSSE AVOCADO CON CACAO

Ingredientes:

1 cucharada de miel
½ aguacate
2 tazas de agua helada
1 cucharada de chia hidratada
2 cucharadas de cacao en polvo

Modo de Preparación:

Coloque todos los ingredientes en la licuadora y bata hasta que tenga la consistencia de una mousse y quede homogéneo. Llevar a la heladera y dejarla por unas horas.

El accidente

Yo ya tenía pechos, un brasier, había sido presentado al incomodado mundo de las jovencitas, descubría que decir "inglesia" no era exactamente algo chévere, y que debía peinarme al menos una vez al día. Estaba creciendo.

Alessandra y yo ahora teníamos una habitación amoblada. En la sala, ahora había una televisión a colores. En el garaje, un carro del cual mi papá era fiel devoto. Pero cuando las cosas parecían ir por buen camino, nos recayó una terrible fatalidad. Mi papá se involucró en un accidente de tránsito que resultó en la muerte de una familia entera. Cuando se percató de la extensión de la tragedia salió corriendo en busca de auxilio.

Al momento en que logró llegar a un teléfono, muchos kilómetros adelante, instantáneamente perdió los movimientos de las piernas. Los médicos no encontraban una causa física para la parálisis. No había, por lo tanto, ninguna explicación admisible. Su mal, decían, podía ser psicológico o, según algunos, espiritual. El trauma se robó sus fuerzas y nuestros ahorros. La familia se colapsó y además había un tercer Scheffer en camino. Aun peor, el embarazo fue diagnosticado como de alto riesgo. Del tercer al séptimo mes de gestación mi mamá se quedó hospitalizada en la clínica.

En el séptimo mes dio luz a Miguel. Demasiado pequeño y frágil, mi hermanito permaneció en incubadora, en la maternidad, los siguientes cinco meses. Durante esos cinco meses, mi mamá se despertaba, preparaba el desayuno y volvía a la clínica. De igual manera, después del accidente, mi papá permaneció inmóvil tendido en una cama por casi un año. Mis abuelos y tíos estaban muy ocupados trabajando. Alguien necesitaba cuidar de todo.

Con apenas 11 años de edad las responsabilidades de la casa, mi papá enfermo y mi hermana menor recayeron sobre mí. Yo preparaba la comida, limpiaba y arreglaba la casa, cuidaba a Alessandra, lavaba y planchaba la ropa e intentaba estudiar. De alguna manera ya me había acostumbrado a ser "jovencita" antes de la hora.

En esa época, me acuerdo de oír con curiosidad y espanto las conversaciones acerca de un padre de otro pueblito que curaba a las personas, de enfermedades muy graves inclusive. Terminaron por llevarse a mi papá hasta allá para hacerse una "cirugía espiritual", cosa que no tenía la menor idea de lo que podría ser, en todo caso él volvió a casa caminando.

Pero le costó volver a establecerse nuevamente en un trabajo. Mi mamá y Miguel volvieron a casa con salud, pero ahora había más bocas que alimentar y menos dinero que nunca. Sin estudio y otras calificaciones, le tocó a mi mamá trabajar como empleada de servicio. Y a mí que en ese entonces tenía 12 años como niñera de una familia rica de Florianópolis. Aun hoy recuerdo la primera vez que entré al apartamento de los García, en un barrio lujoso de Florianópolis. Nunca había pisado una casa tan grande y refinada como aquella. Los dos niños, uno con pocos meses y el otro con 3 años, mal daban cuenta de todos los juguetes y tenían un enorme salón prácticamente vacío donde podían jugar libremente dentro del apartamento.

En todo caso, más que los juguetes y el confort, lo que me llamaba la atención y divertía tremendamente era toda la comida disponible. La nevera esta siempre, llena, repleta de cosas deliciosas. Y había un armario donde guardaban dulces y galletas de todos los tipos existentes. Por las mañanas cuidaba a los niños, eso incluía jugar, bañarlos, cocinarles y alimentarlos. Por las tardes, cuando el mayor se iba al colegio, lavaba y planchaba sus ropas, y, cuando quedaba tiempo, ayudaba en las demás tareas domésticas.

Para no abandonar los estudios, me matricule en una escuela nocturna. Pero era cada vez más difícil cargar con tantas responsabilidades. Como me despertaba muy temprano porque debía coger bus para ir al trabajo, llegaba a la escuela somnolienta. Mis calificaciones, por consecuencia, cayeron vertiginosamente. Al final del año me reprobaron por pocos puntos. Ningún profesor jamás me preguntó si el cansancio estaba interfiriendo en mi rendimiento. En los fines de semana dormía en el trabajo. Casi no veía a la familia. Y cuando, frustrada, les anuncié que dejaría de estudiar, no encontré ninguna oposición. Para mis papás lo más importante siempre sería el trabajo.

Por ese empleo, me ganaba medio salario mínimo. Gran parte se la entregaba a mi papá, porque, según él, necesitaba ayudar con los gastos de la casa. Además, como trabajaba, mi papá determinó que yo debía comprar todo lo que fuera para mi uso personal: jabón, champú y hasta el papel higiénico. Su comportamiento conmigo había cambiado. De un momento a otro, nada de lo que yo hacía parecía estar bien. Vivía constantemente bajo una nube de críticas y miradas represoras. Su aprobación se volvió algo inalcanzable. Yo seguía sin quejarme, sin embargo algo dentro de mí se turbaba más y más cada día que pasaba.

Me apegué a los niños que cuidaba. Estar con ellos me proporcionaba momentos de encanto en medio de aquel mar de obligaciones. El conflicto volvió a resurgir, una vez más debido a mi apariencia. La ropa que usaba era vieja. Eso molestaba a mis patrones, sobre todo cuando tenían que llevarme a los restaurantes y eventos que frecuentaban para cuidar a los niños. Mi lenguaje del campo tampoco ayudaba. En poco tiempo empezaron a temer que los niños aprendiesen a hablar mal por influencia mía. No los condeno por ello.

Para empeorar el escenario, empecé a desarrollar una especie de brote nervioso que me cubría los brazos con llagas. El dueño de la casa que era médico, sugirió que podría ser sarna. Sin embargo no hubo diagnóstico, tampoco medicinas, me dijo que usara mangas largas. Algún tiempo después me despidieron. Nueva explosión de mi padre. Para él, el hecho de que yo hubiera perdido el empleo comprobaba que yo no hacía nada bien.

Pero, enseguida, conseguí un empleo como secretaria en una oficina de contabilidad, donde tampoco permanecí por mucho tiempo. Las explosiones de mi papá con mi aparente falta de habilidad con todo, sumadas a las ocasionadas por sus peleas con mi mamá, que ahora eran aún más frecuentes, fueron perdiendo el efecto avasallador que antes tenían sobre mí. Yo por fin me transformaba en la jovencita que mi cuerpo quería que yo fuera desde los 9 años. Secretamente empecé a romper las reglas.

Tip #6

No es algo nuevo. Todos sabemos que la música es una terapia excelente para desconectarnos de lo que puede estar ocurriendo en nuestras vidas. Les quiero compartir una canción por la colombiana-canadiense Lido Pimienta que me llamó la atención y me ayudó a restaurar mi alma, recuperando una energía positiva y optimista hacia el futuro. Quiero que escuchen y mediten su canción *La Capacidad*, la cual representa libertad en todo su sentido. Considerada como una activista de derechos humanos, Lido Pimienta crea música que empodera a las mujeres a tener una voz y protegerse de cualquier desigualdad o abuso ya sea sexual, doméstico, o verbal. Su canción *La Capacidad* puede ayudarte si has sido una víctima de este tipo de abuso en la vida.

¿Besar embaraza?

Cuando me enteré que besar en la boca embarazaba, el mensaje de mi mamá era muy claro: una especie de "ni siquiera empieces a pensar en este tema, hija mía". Me quedé asombrada, mirándola, siguió impasible lavando los platos como si me hubiera dicho que el fuego quema y el hielo es frío. Esperé a que ella desarrollara un poco más el tema, pero nada. Repetí la pregunta y la respuesta fue idéntica.

—Exactamente, Silu, besar embaraza. A los 13 años de edad no tenía la costumbre de dudar de lo que mis papás me decían. Sin embargo, si esa afirmación era verdadera, ¿cómo todos los besos que se daban los jóvenes, en las novelas y películas no resultaba en docenas de hijos desparramados alrededor del mundo? Además si era cierto, mi mamá debía prohibirme mirar tanta telenovela para no caer en la tentación.

Aunque ella nunca me daba muchas explicaciones, de vez en cuando aparecía con una de sus supersticiones, quizás pensado que así me mantendría lejos de alguna desgracia: bañarse después de comer produce congestión, comer mango con leche mata, señalar la luna con el dedo hace crecer verrugas en las manos; besar te deja embarazada.

Entendí que no conseguiría nada más con ella, iba a preguntarle a Bia, mi mejor amiga en esa época. Armada con su colección de revistas *Capricho*, Bia tenía todas las respuestas a las preguntas que una chica podría hacerse. No era que yo dudara de la palabra de mi mamá. Hasta aquel momento, yo aceptaba todo lo que ella me decía sin ningún pero, sin embargo esa vez me pareció que era necesario tener una segunda opinión.

—No seas boba, Silu. Tu mamá te quiere engañar. Bia era, en realidad, tan inocente como yo. Recordando hoy, como pensábamos y lo que decíamos, nuestra ingenuidad me parece casi improbable. Para las chicas como nosotras, el mundo era del tamaño de nuestro barrio y el universo tan grande como Florianópolis. No teníamos ninguna noción acerca de nuestra clase social, lo que nos hacía falta y la precariedad en que vivíamos o que existía tanta desigualdad en el mundo.

Vivíamos dentro de una especie de burbuja de ignorancia. No digo que la realidad no nos afectaba: lo que pasa es que no sabíamos de dónde venían los golpes y no sospechábamos que nuestras vidas pudieran ser diferentes de las demás. La misma niebla cubría el misterioso territorio de los chicos y los temas del corazón. Lógicamente, antes de que *Capricho* apareciera en nuestras vidas.

No sé exactamente cómo llegamos al tema. No hacía parte de la rutina de nuestra casa hablar sobre ese tipo de cosas. Lo que pasa es que yo, la boca virgen, o sea la única del grupo que aún no había besado, casi había dado mi primer beso, y eso sirvió como una alarma para Doña Claudete.

Mi historia amorosa, hasta ese entonces, no había sido un mar de rosas. Durante años estuve enamorada de Gabriel, de lejos el muchacho más buen mozo del barrio, tres años mayor que yo. Gabriel, por su parte, era novio de Ana, que, obviamente, me parecía aburrida, fea y delgaducha. Aunque los atributos físicos no eran su fortaleza, Ana, era en realidad chévere y buena gente. Gabriel me creía una pueblerina, y estaba en lo cierto. Yo hablaba mal. Era terriblemente tímida, no sabía qué hacer con mi cuerpo, no sabía nada de la vida y no daba señas de que cambiaría.

Mi mamá siempre fue una mujer sencilla, de pocas palabras y muchas ocupaciones con la casa— cuando cuidaba únicamente nuestra casa— y con la de los demás, cuando empezó a trabajar como empleada doméstica. La misma sencillez condujo nuestra educación. Así como mi abuela, ella nunca aprendió a leer o escribir. Pero siempre nos enseño acerca del valor del trabajo y de la honestidad, y jamás nos indujo a discriminar a los demás. A su modo, era una mujer práctica. Por ejemplo, cuando me prendieron piojos, no dudó en llevarme al peluquero y ordenarle que cortara mi pelo, largo y rubio, corto como si fuera un niño. Lloré desconsolada, y cuando llegué a la puerta de la tienda de la abuela, ella se preguntó:

—¿Quién es ese niño que llora? Lloré aún más. Pero, para mi mamá, seguía igualita. En nuestra casa, daba lo mismo ser bonita o fea. Ese tema nunca hizo parte de las conversaciones de los Scheffer. Teníamos únicamente la obligación de saber lo que estaba bien o mal, según los Scheffer, por supuesto. Esos, si, fueron conceptos vivos y presentes de los cuales siempre me acuerdo. Una jovencita de 13 años que pretendía besar en la boca, seguramente figuraba en el listado de las cosas que estaban mal y eran prohibidas por mi mamá. El problema es que cuando una tiene 13 años, la tentación de probar cosas nuevas en la vida puede llevar hasta a la mejor de las niñas buenas a alzar vuelo y cambiar las reglas. Aunque pueblerina y miedosa, me moría por saltarme las reglas.

En mi vecindario, había un voluntario muy dispuesto a solucionar mi grave problema de virginidad bucal. Cristiano era el chico más insoportable de la calle, y aparecía en el último puesto en mi lista de candidatos. A cada abordaje frustrado que hacía, me decía con su peculiar delicadeza, —¿Si no es conmigo, con quién va a ser? Nadie más va a quererte. Yo resistía bravamente. Como el noviazgo de Gabriel con Ana seguía firme y fuerte, mi corazón se volvió más flexible en sus preferencias y enseguida encontré a un nuevo blanco en el colegio: Murilo.

Empezaron entonces las negociaciones. Por un lado, mis amigas intermediando, investigando acerca de una posible correspondencia, verificando las amenazas de la competencia. Por el otro lado, él: buenecito, popular y perro, distribuyendo esperanzas a mí y a otra media docena de chicas en la misma semana. Mis amigas eran buenas haciendo de cupido y pronto quedó arreglado que el fulano me daría el gusto de su compañía en la siguiente fiesta del barrio.

Días después, me encontraba en la habitación de mis papás delante del espejo, metida dentro de un gigantesco blazer negro con inmensas hombreras, de lejos la prenda más elegante del guardarropa de mi mamá, una bermuda desgarbada, medias veladas negras y mi pelo que no tenía arreglo. A la llegada, el comité diplomático trató de certificarse de que todo estaba bien para la misión de esa noche. Mi nuevo gran amor no parecía así tan convencido como yo de que éramos perfectos, hechos el uno para el otro, estaba interesado en otra chica, pero mis amigas se movilizaron y él accedió a bailar conmigo. De todos modos pidió que lo esperara un rato y enseguida me brindaría su compañía y me invitaría a bailar. Como no tenía más opción me quedé allí inmóvil esperando al príncipe azul que, parecía estar muy ocupado para atender de inmediato a la princesita Silu.

Un garaje a media luz, música lenta, chicos a un lado, chicas al otro, una mesa con gaseosa y pasabocas en un rincón, esos eran los ingredientes necesarios para el inicio de un romance en aquel entonces. Parejas se formaban y se deshacían entre el inicio y el fin de "Spending my Time", en ese mismo escenario, fiesta tras fiesta. Mientras el príncipe se me acercaba, las chicas me pellizcaban sin ninguna discreción, que era un concepto que todas nosotras desconocíamos completamente.

Todo pasó en tan solo minutos. Él me invitó a bailar con un ademán sin gracia, yo acepté, súper avergonzada, caminamos hacia el centro de la pista, o más bien, hasta la mitad del garaje, mis manos terminaron en sus hombros, las de él, alrededor de mi cintura, un pasito hacia allá, un pasito hacia acá, sus labios se acercaron y... me entró un ataque de pánico, le di un piquito y cerré la boca, como un bebe negándose a comer la papilla que no le gusta. Murilo, no entendió nada, y tampoco tuvo mucha paciencia con mi pataleta, me retribuyó el gesto con un insulso beso en la frente y me abandonó antes de que la música terminara, el romance jamás empezó.

Sufrí dramáticamente por varias semanas. Además del rechazo público, el casi beso—el tan esperado beso en la boca una vez más aplazado. Inconsolable, estuve un buen rato sin ir a fiestas, dejé a un lado el blazer y las hombreras e intenté resignarme con mi destino de boca virgen del grupo. No me imaginaba que la solución a mi karma estaba tan cerca, y que no tendría ningún romanticismo.

Al final de una tarde, en el andén frente a la casa de algún vecino, Cristiano volvió a aparecer en escena. Esa vez fue rápido y preciso, ni siquiera tuve tiempo de protestar. Después de lograr su objetivo, me tocó aguantármelo por mucho tiempo con su sonrisita victoriosa y pícara, —¿No te dije que solo podía ser conmigo, Silu?

Tip # 7

De vez en cuando escucho a otras mujeres hablar de cómo ha cambiado sus relaciones íntimas con el tiempo. Muchas cuentan cómo la pasión se ha disminuido a un punto degradante. Se sienten menos atractivas, gordas, inútiles o sin un plan en conjunto. Ser consciente de estas emociones es clave para poder tomar control de la relación y empezar una transformación hacia una mujer empoderada y determinada. Aquí les dejo un cuestionario breve de retroalimentación para que empiecen a buscar qué ha cambiado en su relación y cómo reclamar su valor en ella.

1. ¿Qué sentiste en el primer beso apasionado?
2. ¿Esta relación te dio o quitó valor?
3. ¿Has aprendido algo que cambió tu perspectiva hacia la vida?
4. ¿Cómo te sientes desnuda frente de esta persona?
5. Describe de qué se rieron juntos la última vez.
6. En una escala de 1 a 5, evalúa lo siguiente:
   - Desempeño sexual (¡siendo 5 espectacular!)
   - Conexión mental (¡siendo 5 inspirador!)
   - Razonamiento intelectual (¡siendo 5 brillante!)

- Energía y salud física (¡siendo 5 muy activa!)
- Trabajo en equipo (¡siendo 5 muy productivo!)

Para ver mis consejos después de hacer este ejercicio, visiten mi blog para una guía más completa.

Mi primera sesión de maquillaje

Dani no habló de otra cosa toda la semana: la fiesta en la casa de una fulana que sería el sábado siguiente era ¡imper-di-ble! Pero la chica vivía lejos, era necesario coger un bus para ir y otro para volver, y para completar la fiesta sería en la noche.

A los 13 años no podía ni en sueños pensar en presentar semejante escenario a mis papás, seguramente oiría un no como respuesta. Dani, muy perspicaz, tenía la solución.

—¿Y si yo les digo que vas a pasar la noche en mi casa?

No era tan sencillo. Sería la primera vez que pasaría la noche por fuera. A mi mamá le daba pánico la idea de molestar y dar trabajo a los demás. Pero Dani fue terriblemente convincente. Con voz melosa y ojos angelicales, se esmeró en su interpretación, —Tía, mi mamá va a ir a una fiesta y no quiero quedarme sola. La mamá de Bia ya nos dijo que ella puede dormir en casa también. Nosotras vamos a ver una película y mañana bien temprano, después del desayuno, Silu vuelve a casa.

La estrategia fue un éxito total. En casa de Dani empezaron los preparativos. No era gran cosa. A mí, por ejemplo, me tocaba ponerme mi único vestido: era largo y negro, de una tela sencilla, y me quedaba horrible, pero mi problema más grande no estaba en la ropa. En aquella época del año hacía mucho frío y, siempre que la temperatura bajaba aparecían ellos: mis enormes cachetes rojos.

—Chicas, no voy a ir a la fiesta.
—¿Cómo así, Silu?
—¡Con estos cachetes, no voy!

Ellas hasta intentaron convencerme, pero el espejo no me dejaba cambiar de idea. Como yo era tan blanca, el rojo de los cachetes resaltaba demasiado. Dani enseguida vino con otra idea genial: el maquillaje de su mamá, que ya se había arreglado y salido para la fiesta, y no podría ayudarnos. Pero ella claro se las ingeniaría. Al fin y al cabo, ¡la fiesta era im-per-di-ble!

—Silu, mi mamá usa una cosa que le deja la cara lisa, y con un color parejo. ¡Vamos a buscarla y aplicarla en tu cara!

Y ella fue a buscar en el cajón de maquillaje de su mamá. Aquello no hacía parte de nuestras vidas. Lo máximo que yo conocía del mundo de los cosméticos, era uno de esos brillos para niña que olía rico y tenía forma de fresita. Maquillaje de verdad solo conocí a los 18 años.

Dani encontró un tubo, puso un poquito de la crema misteriosa en la mano, lo esparció y listo. Todo quedó uniforme y de un solo color, como ella había dicho que pasaba con su mamá. Perfecto. El siguiente paso era hacer lo mismo con mi cara. Ella esparció la crema con mucho cuidado. Cuando me miré al espejo, no lo podía creer, la piel había quedado clara, sin ninguna mancha.

Minutos después estábamos dentro del bus, camino a la fiesta. Yo miraba fascinada mi reflejo en la ventana del bus y no entendía porque dos chicos sentados al fondo, me miraban y se reían.

—Son unos muchachos tontos, Silu, nos les pares bolas. Estás linda. Jamás te había visto con la piel tan perfecta.

Le creí a mi amiga. Pero, en la fiesta, la experiencia se repitió. Muchas chicas y chicos me señalaban y se reían cuando yo pasaba. Por un lado me daba tristeza, pero pensaba que estaba arrasando. Aun así la tristeza me venció, y enseguida quise irme.

Al día siguiente el misterio fue desvendado. La mamá de Dani notó que habíamos esculcado su cajón de maquillaje y nos preguntó que buscábamos. Dani se lo explicó, —Silu no quería salir con los cachetes rojos y me acordé que te aplicas una crema que deja la piel pareja con el mismo tono. Entonces le apliqué a Silu.

Sabiendo de la ignorancia de su hija sobre maquillaje, y recordando que había llevado la base líquida en su bolso, se quedó intrigada, —Hija mía, muéstrame que le aplicaste a Silu. Cuando Dani le mostró el tubo con la crema mágica, ella se asustó. Dani me había maquillado con crema para las irritaciones de piel de los bebés.

Tip #8

No hay nada mejor que un tratamiento casero y completamente natural. Tu rostro te lo agradecerá con el tiempo. ¡Uno de mis trucos favoritos es crear un exfoliante que usa algo tan simple y económico como el azúcar! Inténtalo cuando tengas 15 minutos para invertir en ti misma.

Ingredientes para la exfoliación con azúcar natural granulada:

- Una cucharadita de azúcar granulada
- Media cucharadita de la mitad del zumo de un limón fresco
- Media cucharadita de miel

Preparación exfoliante natural de azúcar granulado:

La preparación es muy fácil. Vierte todos los ingredientes en un recipiente, mezclando el azúcar, la miel y el zumo de medio limón. Es importante estar atenta a la contextura, si es demasiado blanda puedes añadir más azúcar, si lo deseas.

Aplica la composición sobre la piel y haz un masaje de 1 a 3 minutos. Luego lava tu cara, ten mucho cuidado al exponerse al sol porque el limón mancha la piel. Este proceso también se puede repetir tres veces a la semana (días alternos).

Adiós a la inocencia

Este libro no es acerca de tristezas. Más bien habla de la victoria de la alegría y del coraje sobre el sufrimiento. No hay ningún otro motivo para contar mi historia además de este; mostrar que siempre es posible cambiar las cosas, aun cuando el mundo nos parece hostil e injusto, incluso cuando la vida nos aleja de nuestros sueños.

Durante mucho tiempo me pregunté si debería hablar acerca de un episodio que marcó mi niñez. Si el silencio pudiera borrar cualquier registro de lo que me pasó, jamás volvería a tocar el tema. Pero creo que nada es capaz de hacer a alguien olvidar que fue abusado cuando era niño o niña. En mi caso, a los 12 años de edad. Acordarme es una manera de revivirlo. Pero silenciarlo puede ser un acto de cobardía, de omisión. Y cuando pienso que hay tantas otras niñas en el mundo viviendo situaciones parecidas, muchas aún más jóvenes que yo, me lleno de valor. Porque es posible que, al leer, lo que escribo, otras mujeres también puedan exorcizar sus fantasmas o abrir los ojos a los abusos que pasan a su alrededor. La posibilidad de que se haga justicia con mi franqueza me hace seguir adelante.

Es una herida que nunca sana completamente: el día en que te percatas de que un adulto te puede herir de manera tan aguda. Es como si se cayera el velo que te cubre el rostro y el paisaje desvelado se muestre duro, feo, horrible. Tu mirada cambia completamente. No tenía más que 12 años cuando nuestra familia, que nunca había sido muy estructurada, se colapsó completamente, después del accidente de mi papá y el embarazo de alto riesgo de mi mamá. Cuando me volví "jovencita" tan temprano, era grande y robusta, y tenía responsabilidades de adulto, pero, en esencia, seguía siendo una niña absolutamente inocente.

Por lo menos hasta aquel sábado. Todos los sábados después del almuerzo, me quedaba encargada de hacer el aseo en la casa. Mis papás habían salido por un rato, así que también quedé encargada de cuidar a Miguel y Alessandra. De pronto alguien golpió la puerta. Era un familiar muy cercano, que llegaba con sus hijos pequeños. Estaba buscando a mi papá. Como él volvería pronto, lo invité a entrar y esperar. Como siempre fui atenta ofrecí vino que mi papá guardaba en la nevera. Él aceptó.

Después de servirle, pedí permiso y seguí con el trabajo, mientras los niños jugaban en el patio. Mi hermanito con 2 años de edad daba vueltas alrededor de la casa con su triciclo ruidoso mientras que los demás corrían y gritaban. Puedo cerrar los ojos y revivir cada detalle. Yo llevaba un vestidito naranja que mi mamá me había regalado. Era corto y escotado, pero no pasaba por mi cabeza, como hoy pasaría, que una ropa así pudiera despertar cualquier tipo de interés, sobre todo en un adulto.

Barría el piso en la habitación de mis papás cuando la puerta se abrió y entró ese hombre. Antes de que le pudiera preguntar qué quería, me agarró por la espalda. En un primer momento no entendí que pasaba, pero enseguida me percaté de que estaba mal y que debía huir. No sabía absolutamente nada sobre sexo, jamás había sido instruida al respecto—ni en casa, tampoco fuera. Acorralada, temblaba y pedía que él me soltara mientras en vano intentaba liberarme.

Él me decía cosas obscenas mientras intentaba quitarme la ropa y yo me debatía. Grité y luché, pero con el ruido que los niños hacían afuera, nadie podía oírme. Él era un hombre grande y cuanto más protestaba, con más fuerza me agarraba. Mientras tanto, sus manos recorrían mi cuerpo. Empecé a luchar con una fuerza que desconocía y logré liberarme antes de que se consumara la violación. Corrí sin mirar hacia atrás. Y seguí corriendo por dos kilómetros más, hasta que llegué a la casa de una amiga, Alzira.

Lloré y le conté a ella y a su mamá lo que me había pasado. Las dos, chocadas, me consolaron y me convencieron de que debía contar todo a mis papás, porque algo así no podía quedar impune. Aterrorizada, no conseguía volver a casa. Como había abandonado todo y salido sin decir nada, tendría que dar explicaciones. Entonces, tarde en la noche, la mamá de mi amiga me acompañó para que no me castigaran por la desaparición.

Es posible que él estuviera borracho y que en ese estado alterado no pudiera controlar un comportamiento, que sobrio podría contener. Sin embargo, nada en el mundo puede justificar que un adulto le destruya la inocencia a una niña. Mi mamá escuchó todo en un silencio desconfiado. Me preguntó si estaba segura de las cosas que le decía, pero no me ofreció ningún consuelo. Algunos días después, decidió hablar con mi abuela. Y mi abuela habló con la esposa del hombre. En cada instancia de aquel juicio, la sentencia fue la misma: o había fantaseado o provocado a quién intentó violentarme. El tema fue clausurado.

Estoy segura de que más tarde mi mamá se arrepintió de su actitud, pero los hechos son que en aquel momento ella optó por omitirlo. Como pasa en tantas otras familias, el miedo al escándalo, a las peleas y a un desajuste permanente, aleja las personas de sus responsabilidades. Durante mucho tiempo fui obligada a convivir con ese hombre que seguía frecuentando la familia como si nada hubiera pasado. Nunca más le dirigí la palabra y jamás le oculte mi horror: cuando él se sentaba a la mesa me paraba, cuando entraba en el ambiente, yo enseguida salía.

Cerca de una década después, mi papá quiso saber porque no quería ir a la celebración del cumpleaños de ese hombre, si todos en la familia iban a ir. Durante años me resentí por él jamás haber hecho nada. En ese día me desahogué: —No sé cómo usted papá puede ir a la celebración de ese hombre después de todo lo que me hizo.

Él me miró atónito y me preguntó, —¿Él que te hizo a ti? En ese instante supe que mi mamá jamás le había contado nada a mi papá. Fue un secreto mantenido entre las mujeres de la familia. Pero ya era demasiado tarde para mí. ¿Cómo una pelea podría, diez años después, deshacer el malestar, resentimiento y la revuelta de una violencia impune por tanto tiempo? Aquella noche, nadie de mi casa fue al cumpleaños, y mi papá desde ese entonces, cortó los lazos con aquel hombre que fue capaz de abusar de su hija, en su propia casa.

Pero lo que él me había robado jamás se podría recuperar.

Tip #9

Ninguna niña en su infancia merece ser violada o abusada. En culturas más machistas, su forma de vestir y algunas actitudes pueden ser juzgadas como inapropiadas y hasta justificadas como las causas del abuso. ¡Esto no es justificable! El impacto psicológico del abuso es serio y puedo confirmar que requiere un esfuerzo enorme para superarlo, convirtiéndose en un proceso largo de recuperación, afectando el potencial de la mujer casi todas las veces.

No existe excusa alguna para no hacer una denuncia pública para que la ley haga valer tus derechos. El coraje y la información pueden ser los primeros pasos hacia el apoyo y el rescate. Es por eso que adjunto estos recursos en línea en caso de sentirse atrapadas y necesitar ser escuchadas.

Organizaciones para afiliarse incluyen http://www.thelodgemiami.org/esp/aboutus.html.

Quinceañera

Este también va ser un capítulo corto, como deben ser las memorias tristes. Tal vez sea el destino, karma o quién sabe qué. Cuando llegas al mundo interrumpiendo los quince de alguien, es posible que nunca te liberes del estigma. Que lo diga tía Ivanir. No sé cuántas veces ya me contó y volvió a contar la historia de mi mamá rompiendo fuente y acabando con su fiesta. Aparecí antes de la hora y ocasionando tumulto.

En aquel tiempo y en el sitio donde vivíamos, los quince de una niña era una fecha significativa, que no podría, de ningún modo, pasar en blanco. En mi caso, no habría baile ni vestido blanco, como las "jovencitas de la sociedad" podían tener, sino una pequeña fiesta en casa. En quince años de vida, esa sería mi segunda fiesta de cumpleaños. La primera, de la cual no me acuerdo, fue una celebración doble: mi primer añito y los tres años de un primo.

Mi papá, cuando supo, se opuso ferozmente. Además de parecerle "un desperdicio" no quería "muchachitos" en su casa. Pero esa vez mi mamá sí me apoyó y hasta me consiguió un pastel. Yo me encargué de todo lo demás. Todo era muy sencillo, pero yo estaba radiante. En la tarde empezó un movimiento paralelo: mi papá había invitado "a su lado de la familia" para un asado—una especie de celebración en desagravio por mi fiesta.

Hasta hoy se me hace difícil entender sus razones. Algunas horas después, mis amigos nos propusieron que nos fuéramos a un bar. Les dije que arreglaría todo en la casa y que los encontraría después. Dos amigas se quedaron para acompañarme. Después de que todo ya estaba listo, fui a hablar con mi papá para que me dejara salir. Él había bebido toda la noche, estaba amargado, resentido y furioso porque lo habíamos desafiado haciendo la fiesta sin su aprobación.

Empezó a gritarme e insultarme. Palabras ríspidas y duras, que ganan aún más fuerza cuando salen de la boca de un papá. Pero no fue suficiente para extravasar su furia. Cogió una escoba que estaba cerca y me golpeó. Ese fue su regalo. Los resentimientos son desechos innecesarios, que estorban en nuestro camino. Nunca quise guardarle resentimientos a nadie especialmente a mis papás. Hoy sé que ellos, así como yo, fueron lanzados a la vida adulta demasiado temprano. Sin recursos, educación o experiencia, de un momento a otro pasaron de ser niños a padres de familia. Si ellos tenían tan poco afecto y seguridad para ofrecerme, quizás sea porque también habían recibido muy poco.

Hoy miro hacia atrás y siento en mi corazón que ellos hicieron todo lo que les era posible. No tenían más que ofrecerme. Años después de ese 10 de marzo de 1994, mi papá me pediría perdón. Por esa noche y por tantos otros días de incomprensión e intolerancia, yo le perdoné, e intento perdonarlo siempre.

Un camino de privaciones y dificultades no me ha impedido ser la persona que soy hoy— llena de defectos, pero también de virtudes. De alguna manera intuí que debía hacer lo mejor aún en las peores experiencias. Necesitamos intentar ser mejores padres que los nuestros, ser mejores amigos que nuestros amigos, mejores amantes que nuestros amores. Las tristezas existen para que sean superadas. Jamás pueden ser más fuertes que nosotros.

Tip #10

Necesitamos intentar ser mejores padres que los nuestros, ser mejores amigos que nuestros amigos y mejores amantes que nuestros amores. Las tristezas existen para que sean superadas. Jamás pueden ser más fuertes que nosotros. Algunas veces para ser mejor debemos decir ¡no! El beneficio de aconsejar y decir ¡no! tiene un efecto a largo plazo y algún día será apreciado.

Prometo que nunca más lo vuelvo a hacer

Aunque Moisés era mi novio, el sexo no era un tema que me llamaba la atención. Hablábamos de amor eterno y matrimonio, sin embargo cuando la palabra sexo aparecía en la conversación, yo intentaba cambiar de tema. Ahora pensándolo bien, creo que no era falta de deseo. Las hormonas en ese entonces ya hacían los estragos típicos de la adolescencia, Moisés y yo no éramos diferentes de la mayoría. Entretanto, había una especialista en hacer víctimas incapaces de cualquier acto de subversión que era aún más fuerte que la naturaleza: la culpa. Yo, me sentía culpable todo el tiempo. La culpa era mi guardaespaldas las veinticuatro horas del día.

Mi papá había sido obligado de mala gana aceptar la existencia y presencia de mi primer novio únicamente para evitar que nos quedáramos en la calle o en el portón, lejos de su mirada y a la vista de los vecinos. A mí mamá aunque le gustaba mi novio, no veía con buenos ojos las posibilidades funestas por detrás de un noviazgo adolescente. Siendo así, diariamente ellos me daban una nueva y generosa dosis de su pócima mágica que consistía en todas las prohibiciones, advertencias y amenazas de castigos existentes.

Después de algún tiempo, ya no era necesario advertir en voz alta o ceñir la frente: la consciencia queda comprometida de tal modo, que la naturalidad se vuelve una sombra, y las ganas, prisioneras de un carcelero poderoso. Pero el deseo encuentra brechas en el sistema, y un bello día vuelve a aparecer. Conocí a Moisés de una forma inusitada. En esa época, era ayudante en una oficina contable, y todos los días, en el mismo horario, cogía el bus al trabajo. Hice amistad con el cobrador. Y fue él quien me dijo que me iba a gustar conocer a su hermano.

Algún tiempo después, conocí a un muchacho en una matiné en São José. En mitad de una conversación poco fluida y con temas aburridos, él me preguntó que bus cogía para ir al trabajo. ¡Bingo! Su hermano era cobrador en esa ruta. Fue solo unir los puntos para entender que estaba frente al chico que mi amigo había promocionado tanto. Moisés, un poco mayor que yo, trabajaba en una empresa metalúrgica. Por primera vez me enamoraba y era correspondida. El noviazgo funcionó. Empezábamos a descubrir juntos el amor.

Un sábado en la noche, debidamente advertida y después de mil recomendaciones, recibí el permiso para ir a una fiesta en la Iglesia de Santo Amaro. Al momento de la despedida y de las recomendaciones finales, mi minifalda fue vetada por mi papá, sin derecho a protesta. Fui obediente, volví a la habitación, me puse unos bluyines, guardé la minifalda en una bolsa, la tiré por la ventana, me presenté nuevamente con una sonrisa angelical, —¿Así está bien papá? Estaba excelente.

En el patio, volví a cambiarme y me fui. Algunos vasos de canelazo y muchos besitos después, Moisés me hizo una propuesta rara. —Silu, ¿vamos allí atrás, al cementerio? Al fondo de la iglesia, quedaba el cementerio y la casa cural.

—¿Al cementerio? ¡Pero me da miedo!

Él me dijo alguna bobada, algo como, —Estás conmigo, yo te protejo, y yo, como es lógico, rápidamente fui convencida. La idea no era visitar el cementerio, tampoco al padre, sino darme aún más besos y en un sitio donde no hubiera testigos. Sentí algo extraño y raro: ganas de hacer el amor. Y para sorpresa de Moisés, decidí que podíamos seguir adelante.

Él me contaría apenas muchos meses después que también era virgen hasta aquella noche. Él estaba muy lejos de ser un donjuán, experimentado en el arte del amor. No era posible decir quién estaba más nervioso y enredado. Pero Moisés fue suave y cariñoso. Puso su viejo pantalón en el piso, y fue allí, delante de la casa cural, al lado del cementerio, que tuve mi primera experiencia sexual. Se me hace divertido pensar en ello hoy en día, pero en la época nuestra transgresión enseguida se convertiría en un drama de inmensas proporciones.

La experiencia quedó a millas de distancia del sueño de cualquier chica de pueblo— o por decirlo mejor: del sueño de cualquier chica del planeta—pero dos jóvenes humildes e inexpertos vigilados por sus estrictos papás difícilmente podrían poner en práctica alternativas más ingeniosas y románticas. Me acuerdo de haber llegado a la casa alrededor de las once de la noche, sabiendo que todos estarían dormidos; de haber caminado sigilosamente hasta mi habitación, cerrado la puerta de inmediato, para entonces pasar la noche en vela, con un único pensamiento. *Está mal. Está mal. Está mal.*

Lógico que Moisés y yo nos casaríamos, claro que tendríamos hijos, por supuesto que nos amábamos. Pero, ¿entonces porque me sentía como si hubiera hecho algo tan terrible? A la mañana siguiente, no podía mirar a mi mamá a los ojos. Di vueltas y más vueltas, y cuando tuvimos un momento a solas, con la inocencia que me era peculiar, no pude soportar el peso del secreto y terminé contándoselo todo. Incluso que no me había gustado nada lo que hice, como si eso pudiera disminuir mi culpa.

No sé quién lloró más. Ella entre lágrimas, me abrazó y me dijo, —Nadie más te va a querer ahora, hija mía.

Yo, sollozando, le prometí, —Juro que no lo vuelvo a hacer, mamá.

Claro que lo volvería a hacer. Sin embargo, el sexo siguió siendo un acto confuso, una batalla sin gloria entre el deseo y la culpa. Y para empeorarlo todo, nuestros delirios adolescentes acerca de un futuro en común enseguida se esfumaron. Porque Moisés empezó a cambiar. Se presentaba en la casa con un comportamiento raro, siempre agitado e irritable. A veces aparecía en mitad de la noche y golpeaba la ventana de mi habitación—algo que podría acabar muy mal, en caso de que mi papá se despertara. Cuando no le abría o le decía que se fuera, descubría a la mañana siguiente que él había dormido en el piso, a la intemperie.

Moisés se estaba drogando, mi completo desconocimiento acerca del tema me hizo ignorar los motivos del cambio. Cuando por fin, me percaté, nos peleamos muy feo.

Era el tipo de pelea donde todo se arreglaba al día siguiente. Todo se solucionaría con una conversación conciliadora, besos y promesas. Sin embargo no fue lo que pasó. Por algún motivo difícil de explicar, directamente relacionado a nuestro orgullo, no pudimos volver a entendernos, y cuando nos reencontramos dos meses después, él ya estaba con otra chica. Poco después, la noticia del embarazo de la nueva novia de Moisés llegó a mis oídos. Él aún trató de convencerme de que volviéramos, pero en aquel contexto era algo imposible.

Para desespero de mi mamá, al poco tiempo tenía un nuevo amor para soportar la pérdida del primero. Júnior, un muchacho, buen mozo de 20 años, tres años mayor que yo, apareció y se quedó. Mi autoestima, que no era muy alta, me convenció de que, si un muchacho como él estaba tan interesado a punto de querer ser mi novio, yo debería ser grata y sumisa a él. El noviazgo duró pocos meses y terminó cuando descubrí que él me traicionaba.

A esa altura, yo trabajaba en un pequeño almacén de dulces en un centro comercial de Florianópolis. La combinación desilusión amorosa + calorías azucaradas a la mano + poco dinero para consumir comida saludable + un total desconocimiento acerca de lo que era una buena alimentación, fue poco a poco transformándome en una de esas "gorditas bonachonas", incapaces de contradecir, de imponerse o de querer.

Aunque era completamente desprovista de sentido del humor y me tomaba todo demasiado en serio, fui moldeada en un tipo de humildad servil que se confunde con simpatía y buena voluntad. De esa forma me volví una chica retraída, pero atenta y generosa, capaz de sonreír— aunque esas sonrisas ocultaban un temperamento crónicamente infeliz.

Los hechos apenas reforzaban lo que mi papá no se cansaba de repetir. Si las circunstancias dejaban claro que todo siempre saldría mal, que no podía confiar en las personas y que no había espacio para mí en el mundo algo me llevaba a comer más: como si el hecho de ser "grande" pudiera hacer que me impusiera de alguna forma. Más tarde comprendería que el problema más grande de ser gorda no está únicamente en la grasa acumulada por el cuerpo: muchas personas cuando engordan, se abandonan.

Cuando nos miramos al espejo, vemos únicamente la gordura, nada más. Como si cualquier señal de belleza hubiera sido engullida por el sobrepeso. El gordo rechaza su imagen. Se mira y piensa que no puede tener un pelo bonito, una dentadura sana, manos y pies bien cuidados, piensa que un gordo no tiene una bella sonrisa y ojos fascinantes. La ropa no le queda bien. Jamás será elegante, o sensual. Al gordo, por lo tanto, solo le queda aceptar ser una masa disforme y lenta, que se arrastra por el mundo sin ningún atributo.

Es duro, terrible, y, sobre todo, equivocado, pero muchos piensan exactamente así. Y por pensar de esa forma, por creer que cualquier movimiento positivo resultaría únicamente en frustraciones futuras, no lo intentan, dejan de cuidarse. Ya que ninguna ropa le va a quedar bien, ¿para qué comprar ropa nueva? ¿Para qué arreglarse el pelo si lo que va a llamar la atención siempre será mi peso?

¿Y si todo está perdido, y la comida es mi único placer, por qué comer menos? En mí caso había un agravante.

Durante mi niñez tuve poco acceso a la comida: era siempre poca y de lo mismo. Cuando conocí el universo de una plaza de alimentación y sus infinitas posibilidades, me quedé deslumbrada. Yo ya tenía mentalidad de gorda aún cuando era delgada. Siempre que iba a salir me ponía a pensar en qué cosas podía comerme. Camino al colegio, paraba para comer palomitas. En el intervalo, me devoraba un perro caliente, y dos horas después me iba a casa pensando en la cena. La comida pasó a ser mi única fuente de placer.

Tip #11

La dieta del espejo

Todos sabemos que una dieta que se respete empieza siempre en un lunes. Y también sabemos que a veces un lunes se demora meses en llegar. Pero vamos a pensar que ese podrá ser el próximo lunes en el calendario. El secreto es no tener afán. Así que confía en que es el momento de liberarse del exceso de peso, de tu baja autoestima, define la fecha en la agenda y prepárate para conocer mucho mejor a una persona muy interesante: tú.

LUNES

Lávate bien el rostro, dejándolo completamente limpio. Coge tu celular o tableta y elige una música tranquila, pero alegre. La tristeza es una fuente maligna de sobrepeso físico, mental y emocional. Lo sabes muy bien, porque la última vez que estuviste triste te comiste toda una barra de chocolate. Después, busca un sitio iluminado y tranquilo, donde te puedas sentar cómodamente y con privacidad.

Lleva un espejo pequeño. Listo. Siéntate frente al espejo y mira tu rostro, detalle por detalle. Primero la frente, después cejas y ojos, nariz, cachetes, labios, mentón, orejas. ¿Viste todo? Seguramente encontraste muchas imperfecciones, ¿verdad?

Ahora mira nuevamente. Sin exigencias. Busca esta vez la belleza de tus formas. Ahí está ella, aunque no estés acostumbrada a verla. Si algo no es satisfactorio, busca entender el motivo. Pequeñas acciones pueden resaltar lo más bello que tienes, quizás una pincelada en las cejas, una compresa de manzanilla en los ojos cansados de noches sin dormir bien por las preocupaciones, un buen rímel, el pintalabios adecuado. Y, claro, el filtro solar apropiado. Siempre. No existe diosa del cine que no pase por mil retoques y cuidados y no posea imperfecciones. Los modelos pueden ser útiles, pero el mejor patrón de belleza es la felicidad interior y tu autoaceptación. Cultiva la diosa que existe en ti.

Haz caras y gestos, cara de sexy, no tengas miedo de parecer boba o fea. Presta atención al poder de tu mirada, a la textura de tu piel, a la vivacidad de tu cabello. Si crees que todo está mal, es señal de que no te has dado la atención que mereces. El amor más grande debe venir de adentro de nosotras. Y quien ama cuida. ¿Qué tal ver lo que es posible hacer hoy mismo para sentirse más bonita?

MARTES

¿Recuerdas el sitio iluminado y tranquilo que encontraste ayer? Entonces, vuelve ahora mismo allí. Elige otra música— igualmente calma y alegre. Piensa que estás armando tu playlist de la belleza.

Lleva contigo peinilla, cepillo, horquillas, cauchos, ganchos, diademas, gel, fijador o crema para peinar, secador, plancha para el cabello, todo lo relacionado que tengas. Porque hoy te vas a concentrar en el marco del rostro: tu cabello. Míralo bien, de la raíz hasta las puntas. ¿Hay marca de tintura en la raíz? ¿Canas por retocar? ¿Muchas puntas dobles o cabellos quebrados? ¿El corte te agrada? Tócalo. ¿Está sedoso o áspero? ¿Pesado o liviano?

Haz todas esas preguntas mirándote al espejo. Él tendrá las respuestas. Si oyes algo que no te gusta, no lo detestes. Posiblemente eres tú quien no ha dado atención a tu pobre cabello. Y él no puede hacer nada solo, ¿verdad? Piensa en lo que puedes hacer para mejorar. A veces es solo cuestión de cambiar o renovar el corte o arreglar la tintura desgastada.

Pide una cita en el salón y pide consejos y tips a tu peluquero. Si estás sin dinero ahora, prográmate. Haz una cosa a la vez, seguramente cada pequeña acción te va a hacer bien. Pero antes de salir, prueba nuevos peinados. No tengas miedo a equivocarte. Hala el pelo hacia atrás, para el lado, cógelo en una gran cola de caballo, en un moño, ponlo detrás de las orejas, déjalo suelto y rebelde, encuentra nuevas maneras de llevarlo. Alisa, frota, cepilla, desordena. Sé osada. Diviértete. En medio de este juego podrás encontrar imágenes que no estás acostumbrada a ver: las muchas mujeres que puedes ser.

MIÉRCOLES

A estas alturas, ya no es necesario decirte que crees un sitio donde estés cómoda y tranquila, ¿verdad? Tampoco que una buena música cae bien en momentos íntimos. Sí, íntimos. Lo que estamos haciendo es nada más que reforzar tu intimidad contigo.

Viste una blusa sin mangas. Hoy vas a necesitar de un espejo más grande. Grande lo suficiente para poder ver tus brazos y manos. Míralos con atención directamente y también a través del espejo. Siéntelos, tócalos. Sácalos completamente del contexto del resto del cuerpo: concéntrate únicamente en ellos. Pon atención a la textura de la piel, verifica si hay manchas, pecas raras. Chequea como está la musculatura, las articulaciones. ¿Las manos están suaves o ásperas? ¿Las uñas están bien tratadas? ¿Su formato combina contigo? ¿Están pintadas? ¿De qué color te gustan? ¿Claritas, llamativas? Busca lo que hay de atractivo en tus brazos y manos.

Si algo no te gusta o te molesta, una vez más pregúntate: ¿Qué puedo mejorar aquí? ¿Qué estoy descuidando? La piel es el órgano más grande de nuestro cuerpo y necesita de cuidados extremos porque está muy expuesta. Los brazos y las manos suelen sufrir una exposición mayor. Necesitas hidratarlos y protegerlos siempre. ¿Qué tal algunos ejercicios?

Seguramente no vas a querer nada temblando como una gelatina la próxima vez que haga señas a una amiga en la calle. Ten un romance con tus brazos y manos este miércoles y piensa seriamente en todo lo que puedes hacer para agradarlos. Conozco a alguien que se va a sentir mucho mejor después de eso.

JUEVES

El jueves, refuerza el esquema de privacidad, porque vas a empezar el ¡striptease! Como si te estuvieras desvistiendo para el amor de tu vida, quítate lentamente la blusa. ¿Quieres bajar un poco la luz? ¡Hazlo, estás en tu casa!

Listo. Hoy es el día de enfocar cuello, senos, cintura y barriga. Y la espalda, que también está ahí para ser notada, porque nadie es una imagen plana de revista, ¡Qué demonios! Esta es un área muy delicada del cuerpo femenino, el punto débil de millones de mujeres. Y no es gratis, no. Menstruación, embarazo o la fuerza de la gravedad juegan en contra, siempre preparadas para desbalancear nuestro equilibrio físico: los senos se hinchan, se caen, la barriga se infla, crece, y hay aquellos gorditos aparentemente indestructibles que aparecen en nuestra cintura para nunca más desaparecer.

Todo eso es la fuerza de la naturaleza actuando sobre el cuerpo femenino. Y existe también la genética. Y el sedentarismo y hábitos alimentarios nocivos, y ella, nuestra enemiga más íntima: la baja autoestima. Es ella quien innumerables veces nos lleva más allá de los límites que nos hacen cruzar la frontera entre la vida sana y el descuido completo. En fin, lo que quiero decir es que nadie necesita patrones absurdos. Lo que todas necesitamos es entender que siempre es posible mejorar y llegar a tu propio estándar de belleza.

¡Pero no hay que quedarse únicamente en las deficiencias! Observa tu cuerpo, por delante y de espaldas, y ve todo lo que hay de lindo y atractivo en él. Cámbiate, siente la textura de tu piel. Nota si hay excesos y pregúntate si ellos te molestan y que estás dispuesta a hacer para liberarte de ellos, una dieta sana es recomendable para todas las personas, en todas las edades. Lo opuesto es un error.

¿Qué tal pensar en eso? Estarás cambiando unos minuticos de placer de muchas tortas de chocolate por una vida más activa y un cuerpo en forma. Sigue adelante y ¡conquístate frente al espejo! Baila, mueve las caderas. Disfruta y despídete de lo que no te gusta. Di a ti misma: bye bye, querida barriguita, ¡tienes los días contados!

VIERNES

¡El final de semana está llegando! Y ese malvado que es, ya fue o será un problema para 9,9 entre 10 mujeres necesita ser encarado de frente. Hoy, definitivamente, vas a necesitar dos espejos. Uno grande, que quedará fijo en la pared o sobre una silla. El otro lo sostendrás para ver bien el sujeto ahí atrás de ti. Ese mismo: ¡tu trasero!

Esta vez sugiero empezar con una luz más sutil. Las sorpresas de una mirada más demorada pueden no ser las mejores, pero valdrá el sacrificio. No todas tenemos tiempo o temperamento para volvernos ratas de gimnasio, dinero o coraje para enfrentar un bisturí y, desaforadamente, la vida real no viene con Photoshop automático. La verdad sea dicha: una genética bendecida es como el primer premio de la lotería. Poquísimos son bendecidos con una. Y un trasero de revista tiene un precio altísimo.

Pero necesitas tener la cola ideal para tu cuerpo, respetando sus formas como un todo. Celulitis y estrías son señales de que algo no está funcionando bien: tu puedes estar viviendo bajo el efecto acordeón, y no estar hidratando adecuadamente tu piel, lo que no es nada recomendable para una vida larga y sana, o estar con problemas circulatorios, ingiriendo muchas toxinas, hundiéndote en el sedentarismo y dejándote vencer por la pereza. Las actividades físicas pueden ser aburridas al principio, pero después te devuelven todo en gratificantes dosis de autoestima. Lo mismo se aplica a una buena alimentación.

Haz un buen chequeo a la musculatura, verifica si está flácida o firme, si el grado de tu celulitis (si, todas la tenemos en algún grado) ha avanzado, si la apariencia de la piel es buena. ¿Está caída? ¿Empinada? Ejercicios y persistencia pueden hacer milagros (y que lo diga yo: tenía una cola a los 20 y otra los 30 – y les garantizo que la actual es mucho mejor). En el caso de la cola, solamente caminar no soluciona totalmente el problema. Busca un gimnasio, haz preguntas al instructor. Pregúntale que es posible hacer en casa, cuando no sobra tiempo para ejercitarse en otro lugar.

Y ya que estamos preparados, voltéate y echa una buena mirada en la región pélvica. No seas tímida, solo tú estás mirando. ¿La depilación está al día? ¿O has tenido pereza para eso también? ¿Y esos pantys beige con el caucho flojo? ¿Fue mi abuela la que te los regaló en la década pasada? Señorita, necesitas regalarte más cosas, ser más romántica. No esperes todo de los demás: hazlo tú misma primero.

SÁBADO

¡Hum, finalmente llegó!

¿Magnífico día para bailar, verdad? ¿O la semana fue difícil y prefieres quedarte descansando, sin hacer absolutamente nada? Sea como sea, ¡llegó el momento de dar atención a tus piernas y pies, jovencita! Mírate muy bien ahora: de frente, de lado, de espaldas. Gira frente al espejo, salta, agáchate. Entiende como está funcionando todo por ahí: articulaciones, musculatura, piel, uñas. ¿Hay flacidez? ¿Celulitis? ¿Varices? ¿Te haces las uñas de los pies con frecuencia? ¿Cuándo fue la última vez que te regalaste una pedicura? ¿Y un delicioso baño de pies con hierbas aromáticas (¡que puedes hacer en la comodidad de tu casa!).

¿Y cremitas? ¿Te has aplicado? Se sincera. Y aprovechemos que estás mirando para dar más una coqueteadita. La pantorrilla hasta se ve bonita ¿no? Y las rodillas, ¿qué tal? ¿Te estás sintiendo gordita? Entonces es solo una cuestión de poner los pies en la calle y sudar un poco.

Ve hasta el guardarropa y mídete algunas faldas. Cortas o largas, observa lo que te queda mejor ahora y qué te gustaría poder usar en este momento. Y no dejes los zapatos a un lado, ¡por supuesto!

Camina un poco e imagínate en una pasarela en Milán. Sonríe, diviértete. El espejo necesita ser tu mejor amigo. Y los amigos verdaderos nos hacen reír, pero también nos dicen la verdad y eso nos hará cada vez mejores. Y siempre.

DOMINGO

Vamos a recapitular: durante los últimos seis días te concentraste en tu imagen, pero de forma fragmentada. El ejercicio puede haber parecido raro al principio, pero existía una razón para todo lo que propuse: una mujer necesita conocer plenamente su propio cuerpo. Para llegar a ese nivel de conocimiento es necesario invertir en dos pasos: primero detectar lo que te incómoda y que puede ser mejorado. Después mirar nuevamente y encontrar lo que hay de atractivo.

Propongo ese orden porque no es nada bueno que salgas de enfrente del espejo con la impresión de que todo está mal. ¡No! Todas tenemos puntos fuertes y débiles, los fuertes deben estimularnos a mejorar el que permitimos que quedara descuidado. Y, créelo, todas pasamos por momentos en los que la vida pesa, la autoestima falla y queda difícil ocuparse de todo. En esos momentos es fácil caer en la tentación de obtener placeres instantáneos: una barra de chocolate, una lata de leche condensada, un plato de papas fritas, una nochecita de cerveza. Por algunos minutos se experimenta la sensación de que la ansiedad se fue. Pero obviamente no es así.

Es necesario tener el valor de enfrentarse delante del espejo. La mirada más importante no es la del novio o novia, del marido o esposa, de los amigos o compañeros de trabajo. Es la tuya. La estrategia es no caer en extremos: nada de volverse el juez implacable de sí misma o un compañero complaciente, que permite todo. Ejercita la autocrítica sin hundirte en culpas. Lo que pasó, pasó. La autoestima perdida puede ser recuperada. Los kilos acumulados pueden ser perdidos. Con fuerza de voluntad y persistencia. Y, especialmente, ¡con alegría! No todo el proceso tiene que ser una carga. La fórmula es infalible.

¿Hay gente que no cree que puedas progresar, que le gusta decirte que es difícil, que no vale la pena siquiera intentar? No comentes tu propósito con esa persona. Enfócate en lo que importa. Y hoy, domingo, después de una semana valiente, por fin te vas a mirar por completo.

Lleva el espejo más grande que tengas hasta un ambiente reservado. Prepara el clima. Hoy vale absolutamente todo: luz, música, incienso. Imagínate que tendrás una cita romántica contigo misma.

Lentamente, desvístete. Hoy tendrás un momento de extrema intimidad con tu propio cuerpo. Piensa en él como tu casa: es ahí que vives, en donde está impreso cada año de tu vida. Todas, absolutamente todas tus experiencias. Si él está cansado y desordenado, perdónate. Pero prométete a ti misma que tendrás más cariño y cuidado de ahora en adelante.

¿No es así cuando amamos alguien? Amantes, amigos, familiares, hijos: si amamos a una persona, hacemos de todo para dar a ella lo mejor de nosotros, ¿o no? Entonces hagamos eso también con nosotros mismos. Coge todo lo que has aprendido sobre ti misma esta semana y haz lo mejor con ese autoconocimiento. Busca con más atención lo que te ha incomodado e invierte en lo que te agrada. Y, después de hoy, ejercita cotidianamente esa mirada.

Mañana nuevamente es lunes: un buen día para empezar a tomar actitudes prácticas. Buscar nutricionista, liberarse de las comidas grasosas y del exceso de azúcar, invertir en las ensaladas, frutas y jugos, hidratarse siempre. Hacerse un chequeo, matricularse en un gimnasio, empezar a caminar en aquel parque cerca de tu casa. En resumen, empezar a invertir en actitudes sanas.

Lleva esta lección contigo: primero, sedúcete a ti misma. Después, antes de salir de casa, mira bien al espejo y piensa que cada día, y todos los otros que tendrás por delante, harás por lo menos que una persona se enamore de ti. Trata a cada persona como única, con educación, gentileza, siente y muestra que estás bien contigo misma y que respetas las diferencias. Reaprende la dulzura y la alegría. Dona amor de forma ilimitada. Y no olvides que apersonarte de tu vida y reconquistar tu verdad interior harán de ti alguien irresistible.

La primera gran humillación nunca se olvida

A los 17 años, gran parte del tiempo quería ocultarme, huir, enterrarme en el primer hueco que encontrara. Me creía muy inferior a todo el mundo y si alguien me irrespetaba, no sabía cómo reaccionar. Ya era normal, me había acostumbrado a ser motivo de burla de las personas. Pero eso ya no me hacía gracia.

Un día supe que había un puesto de vendedora en una tienda de marca que vendía ropa moderna para jóvenes en el centro comercial donde trabajaba. Desafiando la lógica y los hechos, hice una entrevista y me contrataron. Para mí fue un salto gigantesco: de niñera, secretaria, vendedora de dulces a vendedora en una tienda de marca. La vida iba a mejorar. Por ser espontánea y humilde, enseguida empecé a superar las metas de ventas y a mantenerme siempre entre los mejores del mes. Lo que me faltaba en belleza y elegancia, me sobraba en dedicación. Me estaba yendo muy bien.

Sin embargo, una vez más, una pieza no encajaba. La pieza, sin duda, era yo. Mi eficiencia y esfuerzo no borraban la imagen de niña pobre y poco agraciada que, al final seguía siendo. Mi pelo no tenía arreglo, mi piel no era buena y mi cuerpo reaccionaba a las dificultades y a la inseguridad creciendo. Al contratarme, la gerente me advirtió que debía mejorar mi apariencia: maquillarme, usar unos buenos zapatos, eran ajustes necesarios. Quién sabe, ¿será que así me vería mejorcita? Dejó claro que tenía que dejar a un lado las camisetas holgadas y debía usar prendas de la marca, que eran más bonitas y ajustadas al cuerpo. En esa época, con 1,62m y 62 kilos, usaba talla 12. Hice todo lo que pude, aun así desentonaba de las otras vendedoras.

Con el tiempo subí siete kilos, la ropa empezó a quedarme demasiado ajustada. En el centro comercial cambié el almuerzo por sándwiches, que eran más baratos. Empanadas, sándwiches, hamburguesas: todo con lo cual pudiera ahorrar. Un día al vestirme, descubrí que ya no entraba en los pantalones. Fui al trabajo con un pantalón de sudadera, terminé suspendida por un día. Como las tallas de la ropa femenina ya no me servían, mis simpáticas compañeras de trabajo me sugirieron, entre miradas cómplices y contenidas sonrisas, que me probara unos pantalones masculinos. Diariamente notaba, las mismas miradas y sonrisitas, y no era necesario poner mucho cuidado para oír los comentarios maldadosos que hacían a mis espaldas. Como respuesta, mi cuerpo ganaba más volumen y mi autoestima bajaba aún más.

La guerra fría de las ventas a veces se calentaba. Un sábado, hubo un concurso en la tienda. Quien vendiera más se llevaría R$50 a casa. Decidí hacer turno doble, trabajar de las diez de la mañana hasta las diez de la noche, porque para mí era muy importante conseguir dinero extra. Las otras chicas por lo general universitarias que vivían en buenas casas, en buenos barrios con la familia, usaban el dinero del trabajo para ir a fiestas, comprar zapatos costosos y ropa de marca. No había nada de malo en ello. Pero, para mi ese dinero extra sería un lujo en una vida de privaciones cotidianas. La mayor parte de mi sueldo iba directamente a manos de mi papá para ayudar con los gastos de la casa.

El último día del concurso, yo iba adelante. Por primera vez sentí que las demás chicas me apoyaban. Todas menos una. Faltaban dos minutos para cerrar el almacén, algunas compañeras ya celebraban conmigo, cuando esa chica preguntó cuánto era necesario para superar mi marca. Alguien le contestó: R$280. Ella no dudó: eligió algunas prendas, se dirigió a la caja e hizo un cheque.

Se preguntaran ustedes, —¿Acaso gastó R$280 para ganarse R$50? No, gastó para que yo no la venciera.

Poco tiempo después me llamó la gerente y me dijo, —Vamos hasta la bodega a hablar, Silu. Yo sabía que se trataba de algo muy serio. Pero como vendía tan bien, no me imaginaba que se tratara de algo tan serio.

Ella me preguntó si yo creía que todo estaba bien conmigo, si creía que estaba cumpliendo con mi papel. Le respondí, inocentemente, que sí. Claro, ella quería que yo le ahorrara el trabajo que venía enseguida, confesándole ser un fracaso. Sin embargo, a pesar de todo, así no era como yo me sentía. A la final era un almacén y yo era una buena vendedora.

Como me defendí, la gerente me atacó directamente, me dijo que el almacén había sido evaluado por los encargados de la marca. Y a ellos no les había gustado lo que vieron.

—La vendedora es la vitrina de la marca, Silu. Y tú no sirves para ser vitrina de nada. Esas fueron sus últimas palabras antes de despedirme.

Es difícil reproducir la sensación de ser menospreciada abiertamente por ser gorda. Claro que yo podría mejorar. Pero para ello necesitaba ser tratada con respeto. El respeto a las personas no puede ser condicionado por cuestiones materiales y mucho menos por la apariencia. Pero en el mundo en que vivía era así que las cosas funcionaban. Todo lo que me quedó fue llorar. Por días fue todo lo que hice. Pero una cosa es cierta: por más doloroso que sea, paradójicamente, con la mezquindad y la maldad del ser humano, cada vez que alguien te quita algo deliberadamente, sin que lo sepas, te da la posibilidad de progresar.

En el mejor de los casos, se aprende que, al asumir una actitud pasiva frente a un conflicto, te vuelves cómplice del propio. Es necesario reaccionar. Y principalmente, es necesario no depender de la buena voluntad ajena para reconocer el propio valor. En casa, el clima se puso superpesado. Por un lado, yo tendría seguro de desempleo durante algunos meses, pero por otro lado, una vez más quedaba la impresión de que "Silu no hace nada bien", "Silu nunca está en un empleo por mucho tiempo". Solo podría ser mi culpa, ¿cierto?

Error.

Si muchas veces antes, cuando las cosas no funcionaban, no conseguía encontrar una buena razón para dar continuidad a la vida y deseaba únicamente que todo se acabara, de pronto descubrí que tenía algo muy fuerte adentro. Pasé a ser movida por una fuerza que no tenía explicación.

Tip #12

Existen momentos en nuestras vidas donde merecemos un cambio. Cambios pequeños que nos hacen sentir bien con nuestro alrededor y nuestra evolución como humanos. Una manera de celebrar nuestras batallas ganadas como madre, profesional o mejor amiga es evaluando qué puedes hacer en tu closet para deshacer o reemplazar lo que ya no te hace sentir bien.

Encuentra detalles novedosos que te gustaría implementar (como un cambio de prenda o un color de cabello diferente) para reflejar de mejor forma los avances en tu vida. Aquí te dejo algunos tips para saber cuando es bueno manifestar un cambio de apariencia:

- Entrevista de trabajo
- Fiesta de año nuevo
- Un viaje especial
- Tus cumpleaños
- Aniversario de matrimonio o noviazgo

PARTE II

La cenicienta se desquita

Un aviso: Al principio puede ser difícil entender lo que tengo para contar de ahora en adelante.

En la adolescencia, me encantaba mirar los concursos de belleza presentados en la televisión. Me quedaba despierta en las madrugadas para ver a las finalistas de Miss Universo, teniendo cuidado de bajar el volumen para que mi papá no se percatara— él se ponía furioso cuando mirábamos televisión hasta tarde. Con 18 años, me miraba al espejo y veía un cuerpo rellenito, pero en secreto me imaginaba desfilando y siendo reina de belleza. Un día dejé de lamentarme por las humillaciones que había pasado a causa de mi apariencia. Llegaba el momento del desquite. Y no existía mejor venganza que quedar bien y triunfar por mérito propio.

La Cenicienta se vengaría transformándose en una princesa, pero no por una noche, sino por toda la vida. Me prometí a mí misma que nunca más me dejaría humillar y que tampoco serviría de escalera para otra persona. Y eso sería únicamente el inicio de una nueva historia. Yo tenía poca instrucción y una primera meta: adelgazar. Sabía cuál sería el punto de partida. Estaba consciente de que comía demasiado y que necesitaba controlarme. Tenía 1,62m y estaba en el auge de mi peso. En realidad, en esa época yo ya ni me pesaba más, pero debía estar con unos 80kg.

El arranque fue dado con una dieta espartana. Y no podría haber sido más difícil. Sin acceso a información, creía que solo adelgazaría realmente si comiera únicamente lo necesario para continuar en pie. Fue lo que hice. Al final del día, lloraba de hambre y mi mamá lloraba de dolor al ver mi sacrificio. Enseguida, leí un artículo en una revista de belleza que hablaba de la dieta de la sopa que determinada celebridad seguía siempre que necesitaba perder unos kilitos de más. Como las legumbres eran, de manera general, accesibles, aún para el bolsillo de una desempleada, el plan parecía perfecto. En casa no teníamos todos los ingredientes. Entonces aprovechamos lo que estaba disponible. Así, la sopa de la gordita anónima sería adaptada a su realidad, pero el efecto habría de ser el mismo. Entonces empecé a substituir la cena por la sopa. Después pasé a substituir todas las comidas. Si en algún momento me salía de la dieta, hacia una desintoxicación: apenas jugos y tés.

Mi mamá se reveló como una aliada ejemplar. Diariamente preparaba la sopa de legumbres y me la servía antes que el resto de la familia comiera, para que yo no cayera en la tentación. Como no podía pagar un gimnasio, y tener un entrenador personal era cosa impensada, tenía piernas y podía muy bien usarlas para caminar y pedalear. Hasta el agotamiento. Y fue exactamente lo que hice.

No podía darme el lujo de quedarme sin trabajo por mucho tiempo. Conseguí trabajo en otro almacén. Salía del trabajo e iba estudiar. Por las noches llegaba a casa y salía a caminar. Todos mis desplazamientos por la ciudad los hacía en bicicleta. Para que yo no anduviera sola por la noche, mi mamá me acompañaba. Hiciera frio o calor, allí estaba. Los resultados pronto empezaron a aparecer.

Cuando el salario empezó a llegar, me condicioné a un sacrificio temporal: para frecuentar un gimnasio, estaría un buen tiempo sin comprar ropa o cualquier cosa innecesaria. Pasé a ejercitarme diariamente y durante un año mi único calzado decente eran unos suecos que, cuando hacía frío, los usaba con medias. Valió la pena.

Si usted se propone a un proceso radical de adelgazamiento, corta toda la avalancha calórica innecesaria que suele consumir, casi siempre en un vano intento de compensar frustraciones y carencias, pagará un precio, claro. Al principio es difícil porque la comida, digo, las sensaciones que un plato lleno y grasoso o un pote gigantesco de postre proporcionan, pueden ser tan adictivos como el tabaco o el alcohol. Si usted se compromete a substituir las toxinas de los conservantes y grasas saturadas por la levedad de legumbres, verduras y frutas, y aún práctica alguna actividad física, los resultados son demoledores y rápidos.

Yo, que había subido casi treinta kilos en ese jueguito de mal gusto que permití que se volviera mi vida, bajé mínimo ocho kilos en cerca de dos meses. Lo chistoso es que hoy, cuando concedo una entrevista, algunas personas comentan que adelgazar treinta kilos no es mucho. Ya he conocido personas que bajaron sesenta kilos, y hemos visto casos en las revistas y en internet de pérdidas aún más grandes. Pero suelo decir que de uno a cien kilos la dificultad es la misma: es necesario dar el primer paso, salir de la zona de confort y asumir la responsabilidad sobre su propia vida. El valor para enfrentarse al desafío de adelgazar es lo que realmente cuenta.

Mi primera reacción frente a los resultados de semejante esfuerzo no fue la alegría plena. Empecé a sufrir de una extraña crisis de identidad. No lograba reconocer la imagen que encontraba frente al espejo. Porque, por debajo de la primera capa de grasa que se había ido, existía una joven mujer que había crecido sofocada, sin voz y sin consciencia de sí misma. Una vez revelada, ella finalmente debería volverse alguien. Esa autoconciencia llegó a poco. Y hubo dolor y fascinación durante el proceso de redescubrimiento.

Los diez kilos siguientes se fueron de manera más lenta, pero lo importante fue empezar a sentir las primeras chispas significativas de autoconfianza. Estaba, literalmente, posesionándome de mi cuerpo. Hoy miro hacia el pasado y veo que, inconcientemente, hice algo que funcionó y que hasta hoy defiendo: establecer metas. Ponía en mi cabeza que en determinado mes adelgazaría tres kilos y hacía lo imposible para lograr el objetivo. Usaba las armas que poseía, que eran pocas y difíciles, pero percibí que la planeación es todo. Además, nunca me puse en el papel de víctima, de creer que el mundo estaba conspirando en contra de mí, y siempre busqué crecer con las críticas y ser dueña de mi propia vida. Culpar a los demás por nuestros fracasos, es el camino acertado para seguir engordando. Al revés, hice de la sopa mi aliada: cuando exageraba, era en ella que depositaba toda mi confianza. Hice una verdadera reeducación alimentaria. Y todo por mi cuenta. Nunca usé ni siquiera una pastilla para adelgazar.

Con el tiempo, y a medida que las visitas a la balanza y al espejo se fueron volviendo más placenteras, una empieza a crear una sensación maravillosamente loca de querer estar cada día más linda. ¿Mi siguiente paso? ¡Concursos de belleza, claro! ¿Claro? No, nadie a mí alrededor entendía que pretendía yo con ese nuevo reto. Y nadie se proponía a decirme ni siquiera una palabra de incentivo, todo lo contrario. La frustración sería cierta, entonces ellos no veían motivo para incentivarme.

—¿Pero para qué todo eso, hijita?— preguntaba, afligida, mi mamá. Yo tampoco tenía una respuesta razonable para darle. Quería hacer parte de aquel mundo de mujeres ejemplares y admiradas, un mundo del cual yo había sido naturalmente excluida desde que nací. Todo empezó con concursos pequeños. Uno de los primeros fue el Chica Pingüino, promovido por un club nocturno de moda de Florianópolis que ofrecía como premio una moto.

¿Una moto? No podía perder esa oportunidad, debía intentar. Cuando fui hasta el sitio indicado para inscribirme, me encontré con Adriano, el organizador del evento, él se encargaba de casi todos los concursos en Santa Catarina. Me miró de los pies a la cabeza con incredulidad, dejando muy en claro que no entendía lo que yo estaba haciendo allí. Después, para no dejar ninguna duda, cogió el álbum con las fotos de las candidatas ya inscritas y me dijo, —Mira bien, Silu, ¿sinceramente, crees que tienes con qué competir?

Sonreí avergonzada y le contesté, —¡Pero, Adriano, yo quería tanto!

No era exactamente un argumento incontestable, pero él se sensibilizó y terminó por aceptar mi inscripción. En la gran noche, cogí dos buses para llegar al club. Fui sola. Nadie sería cómplice en aquel acto sin sentido. Y fue una verdadera catástrofe. Yo era el patito feo en medio de mujeres lindas, altas y esbeltas—reinas de concursos de belleza.

Horas más tarde, estaba nuevamente en el paradero esperando el bus. Sin banda, corona, flores o moto, y conciente de que había perdido el último bus de la noche y tendría que esperar allí, a la intemperie, hasta las cinco de la mañana. Pero se equivocan quienes piensan que volví a casa sin nada o únicamente con una amarga derrota: estaba ganando experiencia, y eso solo lo conquista quien va a la lucha y se arriesga.

Muy atenta, a cada concurso que observaba o en que participaba, aunque sin éxito, estudiaba meticulosamente los elementos que componían a una ganadora. Como se portaban, se vestían, como y que hablaban. Además observaba aquellas que aunque bellas, no ganaban: nerviosismo, ansiedad, pequeños detalles que hacían la gran diferencia cuando se está delante del público y jurados.

En el primer concurso en el que estuve entre las vencedoras, no fui incluida. Dos chicas fueron nombradas en el segundo puesto y el jurado decidió suspender el tercer lugar. Tras bambalinas, me preguntaba quién era la siguiente en puntos y ¡descubrí que era yo! No me dieron la banda, pero salí sintiéndome ganadora. Poco tiempo después obtuve el tercer puesto en un pequeño concurso. Era un avance, o por lo menos me parecía. Después de innumerables intentos, clasifiqué para la final del Reina del Verano, uno de los principales concursos de belleza del Sur de Brasil.

Hacía dos años que Adriano, siempre él, no me dejaba concursar. Lo que él no podía adivinar es que cuanto más me decían que no podía tener o hacer algo, más yo lo quería. Una de las veces en que aparecí delante de él con ojos suplicantes, implorando por un puestico en la disputa, me dijo que solo volviera cuando hubiese bajado por lo menos unos diez kilos. Cuando me vio el año siguiente se quedó sorprendido, ya había bajado diecisiete kilos.

En esa época, ahorraba todo el dinero posible para "arreglarme" a poco: tratamiento en el cabello, frenillos en los dientes, un zapato aquí, un vestido allí, todo, claro, siempre con pago diferido a doce cuotas. La pesada carga de trabajo me impedía estudiar en un colegio normal, pero buscaba leer, informarme, huir de la ignorancia que aún me rondaba como la sombra de una predestinación.

Yo no me creía muy bonita— tenía sentido crítico y sabía que había muchas mujeres que estaban más cerca de los estándares de belleza exigidos en los concursos de belleza que yo— pero quería estar allá, aprender a portarme de un modo ejemplar. Y era caradura lo suficiente para seguir intentándolo, aún cuando todo y todos me decían que debería desistir. Participé en el concurso de belleza en un pueblito cerca de Florianópolis y una vez más no gané. Cuanto más perdía, más obsesionada quedaba. Enseguida sería el concurso en Palhoça, pueblo donde había ido a vivir con poco más de un año de edad, y decidí inscribirme. En ese entonces ya había bajado 19 kilos.

Luego vino el frío en la barriga. Yo ya había sido expulsada de algunas eliminatorias, pero me llené de valor y seguí adelante. Fui asaltada por una mezcla de temor y esperanza:

¿debería enfrentar el mundo o esconderme? Yo no me detenía para pensarlo, si me detuviera, el miedo seguramente invadiría mi alma. Todos las puertas que me habían cerrado se harían presentes. Decidí, entonces, que ya que estaba en la guerra, lucharía con mis herramientas.

Fui a hablar con el coordinador del concurso, quien me aconsejó participar en los concursos de otras regiones menos disputados. Pero lo que yo realmente quería era ser reina de belleza en mi ciudad. Además quedaba cerca de mí casa, me quedaba muy difícil aventurarme en otra región. A pesar del baldado de agua fría, cuanto más yo era desafiada, más yo insistía. Albergaba esperanzas de que todo podría ser diferente. ¿Quién sabe si un día yo me despertaría reina de belleza y con ello podría pensar en un futuro mejor?

La producción era siempre un dilema, porque sencillamente yo no tenía condiciones para comprar ropa bonita. La mayoría de las candidatas tenía apoyo total de la familia, que invertía lo que fuera necesario para presentarlas "a la sociedad" como verdaderas princesas. En mi caso era todo lo opuesto. Mi papá quedaba furioso y me decía que "ya había desistido de mí". Mi mamá, siempre desolada. Mi hermana y sus amigas ya habían desistido de convencerme a detenerme. En fin, si me quedaba esperando a que apareciera un hada madrina con su varita mágica, me volvería una estatua de sal. Tenía que moverme.

Una amiga, vendedora en un almacén de ropa, me prestó un vestido de terciopelo negro strapless, con un escote adelante y un lindo bordado, y unos zapatos de tacón. Otra amiga, que era peluquera, prometió arreglarme el cabello y además me fiaría la cuenta para que pagara a principios del siguiente mes. Finalmente llegó el día del concurso. Me bañé y dije a mi familia que estaba camino al concurso, pero nadie quiso acompañarme. En realidad ellos no creían en mí. Sabía que estaría sola, únicamente Dios me acompañaba. Me sentí decepcionada porque era un gran evento en la ciudad, que se realizaría en un club de la alta sociedad de Palhoça. Me encantaría tenerlos a todos allá y estoy segura que en aquel momento mi familia se enorgullecería de mí.

A las 5pm, salí de casa pedaleando mi bicicleta y fui a donde mi amiga peluquera. Llegando allá, ella lavó mi cabello, lo cepilló y lo llenó de rulos y mucha laca, y me explicó— Silu una reina de belleza debe tener un súper cabello con copete.

Pedaleé por veinte minutos de regreso a casa, muerta de la pena de los rulos en la cabeza, pero segura de que sería aún peor si me tocara coger bus en aquel estado. Así que llegué a casa me puse el vestido y yo misma me maquillé. Sin muchos recursos, usé apenas labial y rímel.

Empezó a llover torrencialmente a la hora en que yo salía de casa. Para llegar al paradero del bus eran unos quince minutos caminando. Cogí el paraguas, el dinero del pasaje y un labial para retocar los labios. La lluvia terminó por mojar un poco mi vestido. Claro que en el bus todos miraban a la chica con rulos en la cabeza, pero yo tuve el cuidado de poner un pañuelito para cubrir aquel que sería el cabello de reina de belleza con copete.

Cuando llegué al club, después de correr saltando charcos, intentando a toda costa proteger cabello y maquillaje, descubrí que, por una falla en la preselección, había un número excesivo de concursantes. Aquellas con menos chances serían eliminadas aún antes de empezar el concurso. Yo estaba entre ellas.

Desesperada, llamé a Adriano, le conté la triste historia sobre el vestido prestado, el cabello fiado, la peregrinación bajo la lluvia y él, una vez más por pura compasión, y nada más, dejó que participara. —Está bien, Silu, pero sigo creyendo que tu lugar no es aquí. Deberías ir a disputar en otra región— sugirió.

Todo porque Palhoça queda en la grande Florianópolis, y las chicas de la capital recorrían las ciudades aledañas para participar en cuanto concurso hubiese, haciendo la competencia más feroz. Entretanto, pensé: *Ya que estoy acá, voy a encarar el desafío y dar lo mejor*. Ser elegida desde un principio para estar entre las perdedoras me dio las fuerzas necesarias para hacer todo lo que hice a continuación. Era como si nada más pudiera golpearme.

El salón estaba repleto: todas las candidatas contaban con la presencia de familiares y amigos. Primero llamaron al jurado, al alcalde de la ciudad y a algunas celebridades. Enseguida entraban las concursantes, en traje de baño negro. Y finalmente llegó mi turno. Mi corazón latía acelerado. Yo era la penúltima, número 11, ya que la entrada era por orden alfabético. Cuando dijeron mi nombre, me deslicé por la pasarela con suavidad ejemplar, sosteniendo mi número con mucha seguridad, como había aprendido de tanto mirar los concursos en la televisión. Sabía que ese sencillo detalle podría hacer la diferencia. Sonreía todo el tiempo, y miraba a los ojos a cada jurado, como diciéndoles,

—No, señores, no soy la más bonita, pero miren todo lo que tengo para ofrecer. Desfilé calmadamente, o por lo menos intenté transmitir esa impresión al público.

Enseguida nos tocaba desfilar con traje de gala. Mi vestido estaba lejos de ser el más bonito y mi maquillaje tampoco ayudaba mucho. Miraba a las demás concursantes, mucho más despampanantes, y me creía muy sencilla frente a ellas. Intentaba quitar la palabra miedo de la cabeza. Subí nuevamente a la pasarela, teniendo mucho cuidado para no tropezar con el vestido— caer sería fatal, la vergüenza más grande que podría imaginarme. Nuevamente exhibí mi mejor sonrisa, y el minuto que me tomó cruzar el palco me pareció eterno. Ya tras bambalinas, me senté sobre un pedazo de cartón en el piso, y me quedé callada mientras afuera sonaba una música y algunas chicas tenían ataques de histeria. La sensación era de haber cumplido. Estaba aliviada, pero sin mucha esperanza.

Primero anunciaron el tercer y segundo puesto. Cuando oí los anuncios la poca esperanza que tenía hasta el momento terminó por esfumarse. Aún así, tuve la impresión de oír mi nombre. ¡Siluandra Scheffer! No era posible, pero... tras bambalinas, no sé quién quedó más sorprendida— yo o las demás concursantes. No podía creerlo. Debe ser un error, pensé. Entre las miradas incrédulas de todos, volví a la pasarela como ganadora del concurso Señorita Palhoça 2000. Sin duda fue el momento más extraordinario de mi vida.

Al recibir la banda, oí algunos gritos a lo lejos: era la barra de otra concursante. Noté que el salón se desocupada rápidamente. No había nadie de mi familia para aplaudirme. Pero no quería pensar en ello: lo que importaba era que había ganado el primer puesto, además de muchas flores y un anillo con una perla. Cuando la ceremonia se acabó, corrí nuevamente bajo la lluvia hasta un teléfono público para llamar a mi mamá.

—¿Sabes con quién hablas?— le pregunté.
—Deja la bobada, Silu, dime qué quieres.
—Mamá, ¡estás hablando con la Señorita Palhoça!
—¡Deja de jugar!— me dijo.
—Pero es verdad mamá, soy reina de belleza. Volví empapada al club y me encontré con Adriano. Él me preguntó si tenía como irme a casa, le contesté que no.
—Ese va a ser tu premio, entonces. Yo te llevo a casa. En el camino, me miró mientras sonreía y dijo, —No ganaste porque eras la más bella. Ganaste por haber sido la más persistente. Silu, hoy estuviste perfecta.

Tip #13

Receta de la dieta de la sopa

Durante la dieta de la sopa puedes comer los siguientes alimentos:

Día 1 – Fruta (excepto bananas)
Día 2 – Vegetales (incluyendo una papa)
Día 3 – Fruta y vegetales (sin papa y sin banana)
Día 4 – Bananas (hasta 8 bananas) y leche descremada
Día 5 – Carne de res (hasta 550 gramos) y hasta 6 tomates
Día 6 – Carne de res y vegetales (excepto papa)
Día 7 – Arroz integral, vegetales (excepto papa), jugo sin azúcar o endulzante

A continuación la receta de la dieta de la sopa:
Una berenjena mediana cortada en cubos
Un nabo mediano cortado en cubos
Dos ramilletes de cebolla larga picada
Dos latas de puré de tomates (680 g)
Un ramillete de apio picado
Un repollo picado
Un paquete de crema de cebolla (70 g)

Una cebolla mediana picada
Tres zanahorias medianas cortadas
Dos tazas de habichuela picada
Sal al gusto
Curry al gusto
Perejil al gusto
Pimenta al gusto
Cuatro litros de agua

Después de medianoche...

Ya en la cama, casi no conseguía cerrar los ojos. No podía y no quería dormir, necesitaba recordar cada detalle de la noche. Pero la memoria luego fallaría y sería imperdonable no tener ningún registro guardado. Sin dinero para comprar las fotos del evento, improvisé una coronación casera.

Al día siguiente, intenté vestirme y maquillarme como si fuera a volver a la pasarela y, sonriente, hice poses de reina, con banda, corona y las flores de la vencedora entre los brazos, frente a una máquina fotográfica común y corriente, torpemente manipulada por mi mamá. En mi interior creía que las cosas cambiarían de allí en adelante. Pero no demoraría mucho para entender que no funcionaba así. Después de la fiesta y de las fotos, volví a mi rutina y me encontré con los mismos problemas de siempre. Pero en lugar de decepcionarme y desistir, pensaba: es necesario ir más lejos, todavía es poco.

En la época, yo estaba ayudando a mi vecina Rejane a adelgazar. Ella era suscriptora de la revista *Dieta Já,* y un día, poco después del concurso, fue a mi casa con la edición del mes en las manos. Había una promoción, y Rejane enseguida pensó en mí.

—Silu, cuéntales tu historia. La mejor historia de adelgazamiento va a ganar diez días en un spa.

Ella insistió diciéndome que mi historia era excelente. ¿Mi historia? Hasta aquel entonces, de hecho no miraba a mi pasado— no al punto de notar la real dimensión de todo lo que ya me había pasado. Sencillamente seguía viviendo. Desde el incidente en el almacén del centro comercial, establecí metas, que busqué cumplir y... viví. Un día tras otro, sin mirar hacia atrás.

Pero la certeza de mi vecina de alguna manera terminó por contagiarme. Decidí que haría lo que ella había sugerido, no perdía nada con intentarlo. Y, en secreto deseaba no los días en el spa, sino estar en la portada de la revista. Me senté y escribí una larga carta contando sobre todo mi recorrido desde mi renuncia, el adelgazamiento y la victoria en el concurso en algunas páginas de un viejo cuaderno. Nunca fui muy buena para escribir, los años que no pude frecuentar el colegio me hacían falta. Pero, a pesar de los errores, traté de ser sincera y poner allí toda la verdad y mi emoción.

Cuando puse la carta en el sobre, me arrodillé frente a la imagen de la Virgen María, e hice una oración. Le pedí a ella que si aquella carta fuera entregada en las manos correctas, usaría la victoria y la visibilidad en su honor y gloria. Envié la carta para la revista y seguí con mi rutina. Cerca de quince días después recibí una llamada en la que me invitaron a hacer una sesión de fotos para Dieta Já, en São Paulo.

Mi historia impresionó tanto a la editora, que decidieron que yo debería aparecer en la portada. Cuando colgué el teléfono, literalmente salté de alegría. Entre tantas cartas, la mía llegó a las manos correctas. Los chances de que no pasara nada eran tan grandes que me fue imposible no pensar en la intervención divina. La Virgen María sería debidamente honrada. Y lo continúa siendo hasta el día de hoy. Poco después estaba con las maletas listas para viajar a São Paulo. Mi primer viaje en avión. Y entonces siguieron entrevista, visita a la redacción, fotos....

El problema continuaba siendo la Maldición de la Calabaza: algo extraordinario pasaba—alegría, belleza, fiesta, una dosis de éxito— pero el reloj sonaba doce campanazos y mi mundo volvía a ser el que era. Yo volvía a casa y todo volvía a ser como antes. O ni tanto así, cuando la revista fue publicada, supe que muchas mujeres escribieron cartas comentando mi historia, pidiendo ayuda. Una vez más sufría con una visión reducida de los hechos. Si antes no lograba vislumbrar mi propia historia, ahora no me daba cuenta de que ella podría crear puentes y servir como ejemplo a otras personas que estaban o estuvieron un día en la misma situación. Aquello me hizo pensar.

Yo estaba allí, en la portada de una revista de circulación nacional sobre belleza, como ejemplo de éxito. Ahora yo que, no hacía mucho tiempo, había oído a alguien decir que mi imagen no servía para vender ninguna cosa. De pronto descubrí que mi imagen si servía para vender cosas mucho más preciosas que ropa costosa. Servía para vender esperanza, persistencia y perseverancia.

Participé otras dos veces en concursos de belleza y gané. Otras dos veces concursé en la Señorita Santa Catarina y perdí. Como en la vida, se ganan unas, se pierden otras— lo más importante era que estaba construyendo algo importante por dentro, que estaba por encima de victorias o derrotas. A cada paso que daba, exitoso o no, mi base se ampliaba. Era cada vez más difícil derrumbarme.

    El año siguiente fui a vivir en Blumenau, una próspera ciudad en el interior de Santa Catarina. Había hecho un curso de masoterapia y trabajaba en una reconocida clínica. Había podido arrendar un pequeño apartamento. Ya bastante en forma y sintiéndome más bonita que nunca, me inscribí en el concurso Miss Blumenau. Preparé el vestido y esperé la noche llegar. Pero empezó una temporada de fuertes lluvias y no pasó mucho tiempo hasta que mi apartamento entero quedó inundado. El día del concurso yo sencillamente no podía entrar en casa. Y cuando lo conseguí, descubrí que muchas de mis cosas se habían dañado. No participé en el concurso, pero en seguida acontecería otro, en Indaial, ciudad aledaña.

    Algunos días después, a los 22 años, yo me tornaría Señorita Indaial y clasificaría a la final de la ¡Señorita Santa Catarina! Pero para estar en la final, necesitaría un vestido de gala que, en la época, no costaba menos que R$2.000. Y ese monto era algo que yo no tenía ni siquiera en sueños. Ya había participado en el concurso Señorita Santa Catarina antes, representando a Palhoça. Desfilé con el vestido de una amiga— bonito, pero sencillo comparado con otros— y descubrí en la práctica, que las concursantes sin trajes increíbles causaban una pésima impresión. Me pareció mejor no volver a exponerme. A veces es necesario entender que es hora de desistir.

En aquellos días, una señora muy distinguida, que yo atendía semanalmente, durante el masaje me felicitó por haber ganado el concurso en Indaial y me preguntó sobre la final.

—No voy a participar Doña Graça.

Ella quiso saber el motivo. Le expliqué. Después de oírme en silencio me dijo. —Silu, yo siempre quise tener una hija; pues entonces: tú eres la hija que a mí me gustaría tener. Permite que yo te ayude. Déjame regalarte un vestido bien bonito. Te inscribes en otra ciudad y concursas.

Yo no sabía que responderle. Nunca antes imaginé que alguien pudiera tener un gesto tan generoso y desinteresado conmigo. Las lágrimas brotaron de mis ojos, acepté la oferta. Doña Graça me llevó con su modista y también a su bordadora. Me dijo que arreglara todo con ellas. No necesitaba ahorrar. Yo misma diseñé el modelo y, el día del concurso, tenía un lindo traje de gala bordado esperándome en una segunda costurera, que quedó encargada apenas de los ajustes finales.

Horas antes del concurso, salí del salón de belleza (donde me peinaron y tomaron nota de la cuenta), para recoger el vestido. Nada más podría salir mal... ¿o podría? Por un trabajo que costaba cerca de R$30 en cualquier sastrería de la ciudad, me querían cobrar R$150. Como yo no tenía ese dinero en las manos para hacer el pago, decidieron confiscar el vestido.

—¿Usted está loca? ¡Necesito desfilar con ese vestido hoy por la noche en la final del concurso Señorita Santa Catarina!

Y ella continuó irreductible. Ofrecí mi anillo de compromiso (sí, yo estaba comprometida en esa época, pero ese es un tema del que voy a hablar después), y documentos como garantía. Nada la convencía. Después de media hora de negociaciones fracasadas, llegó mi mamá y mi novio, que me acompañarían a la final. Mis esperanzas duraron poco: ninguno de los dos tenía R$150. Pero mi novio se acordó de un cheque de R$700 que había recibido de mi papá y estaba en su billetera. Después de mucho argumentar, la modista aceptó quedarse con el anillo, el cheque y los documentos como garantía que yo volvería el lunes para hacer el pago.

El problema sería desfilar y sonreír después de tanto trastorno. Pero estar allí era algo tan mágico que no hice el feo. No sé cómo, pero aquella noche me quedé con el quinto puesto de la Señorita Santa Catarina. Después del concurso y antes de tomar el camino de vuelta para Palhoça, fuimos a un restaurante. Mi novio pidió vino y platos costosos. Me quedé intrigada. Al final de la noche, cuando pedimos la cuenta de casi R$200, él prontamente abrió la billetera y pagó en efectivo.

—¿Pero no habías dicho que no tenías R$150?

—Pues sí, es que no recordaba que tenía esta plata medio escondida en la billetera. No es necesario decir que mi novio estaba terminantemente en contra de los concursos, ¿verdad? Incluso sin contar a modistas mercenarias y novios saboteadores, las finales estatales eran muy reñidas. Quienes ven a las concursantes desfilando impecables y sonrientes por la pasarela no se hacen idea de la presión que se esconde por detrás de sus pasos. Y quien cree conmovedor cuando perdedoras y ganadoras se abrazan, entre lágrimas, como si quien perdió se emocionara por quien salió vencedora, no se hace idea de los reales sentimientos involucrados. Nadie que va a un concurso queda feliz por perder. Además de toda la dedicación necesaria, es muy caro participar.

Así mismo, a medida que maduraba, comprendía que, lejos de los reflectores y de las cámaras, tras la fachada de belleza y perfección, existe un universo que pocos conocen. La competitividad construye un ambiente hostil y nada puede ser más raro que una amistad verdadera surgiendo dentro de ese contexto. Pero ese ambiente me enseñó a defenderme afuera.

Poco a poco también aprendí que aún cuando fuera la más linda de las mujeres, estaría en desventaja.

Hoy en día los concursos de belleza desprecian la belleza natural y buscan cada vez más una perfección inventada. Por eso, el dinero opera milagros cuando la cuestión es ser la más bella. Desde tratamientos paliativos que hacen que las imperfecciones desaparezcan del mapa en la gran noche, o en la gran semana, vestidos y trajes diseñados y hechos por estilistas consagrados, hasta, claro, revisión completa y radical en la mesa de cirugía. Mucha gente no quiere arriesgarse a perder la corona por media pulgada de más de nariz o dos pulgadas de más de cadera. Para quienes, como yo, no podían cazar con bisturí, valía todo: cinta adhesiva para aumentar y ajustar los senos, laca en las nalgas para quedar más firme.

En el caso de la final estatal del Concurso de Señorita Santa Catarina, en el que estuve tres veces, la evaluación de las candidatas se hacía durante cinco días. En ese período quedábamos todas concentradas en grandes hoteles, con agendas diarias de eventos. Yo solía mantenerme muy reservada, cuidando que estuviera todo bien al momento de entrar en acción, pero, con discreción, miraba a cada concursante, una por una, y analizaba su potencial. En tesis la mayoría tenía más chances que yo, ¿pero quién dijo que a mí me importaba? Era la noche del baile en el cuento de hadas.

En algunos concursos, la competencia puede ser tan feroz que es necesario dormir con el número y la banda debajo de la almohada, esconder el traje de baño de la competencia y buscar la forma de que el vestido esté seguro. Muchas chicas, por cierto, dejaban el vestido en casa y ordenaban entregarlo en el hotel únicamente el día de la elección.

Mi vestido de baño una vez desapareció y fue encontrado escondido en otra habitación. Cosas así eran muy frecuentes, pero estábamos advertidas: quienes no querían que les pasara lo mismo que le pasó a una de las favoritas (rompieron su vestido principal en mil pedacitos), tenían que cuidarse. Por cuenta de la programación de la semana, necesitábamos tener ropa para varias ocasiones. Para mí aquello era un tormento. Compraba algunas prendas en uno de esos almacenes por departamento populares, pagando en diez cuotas, mezclaba con las que tenía, cogía otras prestadas y me las arreglaba.

Todo eso porque estar en la final tenía un significado particular. Era un ensayo para una nueva vida. No hacía mucho tiempo yo había sido considerada inservible por cuenta de mi apariencia. Y podría haber sacado lo peor de esas experiencias, como de hecho lo hice por algún tiempo, pero seguí adelante y lo superé.

Muchas personas que sufren de baja autoestima y persecución por cuestiones estéticas terminan evolucionando hacia una obesidad mórbida, con graves consecuencias para la salud, se confinan más y más en una realidad solitaria y triste o en el papel del "gordo simpático", que no posee atractivos a no ser un buen corazón. Pero no, no es ese el único camino. Y si alguien está ahora pensando que el hecho de mi reacción haber empezado por la balanza, sugiere que es un camino fútil, superficial, puedo garantizar que está equivocado.

Yo, todo el tiempo quise volverme una persona mejor. Si había engordado, si mi apariencia era descuidada, mi personalidad introspectiva y retraída, era porque durante la mayor parte de mi vida no creía merecer o poder tener y ofrecer más. No creo en estándares imposibles. La belleza es algo que se encuentra en quien está bien con su propia vida y de acuerdo con su corazón. Es antes un sentimiento de amor consigo mismo y con los otros. Y quien ama cuida, protege, quiere lo mejor. Haber decidido bajar casi treinta kilos e invertir en cambios estéticos no era un fin, sino un medio de probarme a mí misma que me estaba dando un trato digno y merecido.

¿Pero por qué los concursos? Para mí, una chica pueblerina del sur de Brasil, con poco estudio, pocas vivencias, a no ser ir de la casa al trabajo, del trabajo a la casa desde niña, los concursos de belleza eran el sitio que albergaba y moldeaba a la mujer perfecta. No apenas la más bella, sino la más graciosa, inteligente, elegante, simpática. En resumen, todo lo que yo quería ser un día. Por eso me parecía natural querer hacer parte de ese medio y aprender con quienes, en tesis, deberían representar un modelo femenino. Y fue necesario que yo oyera mucho más "no" que "sí". Nadie entendía porque yo insistía tanto. Mi mamá, siempre que me veía metida en otro concurso, se afligía: "¿Para qué?"

De la misma forma en que yo muchas veces quise ser una persona normal, con estabilidad, un matrimonio feliz, hijos, una casa en el lugar donde crecí. Ese deseo me perturbaba. Porque yo me dedicaba a conquistar títulos, espacios en revistas, y la vida real seguía siendo quedarme detrás de un mostrador, tener poco dinero e ínfimas perspectivas concretas para el futuro.

Pero siempre que salía de un concurso, tenía la sensación de que podía haberlo hecho mejor: si tuviera los recursos, el apoyo de la familia, de los amigos, yo lo hubiera hecho mejor. Y en ese momento decidía que me daría otra oportunidad de hacerlo. Después de media noche el carruaje volvía a ser un bus, pero dentro de mí la transformación continuaría.

Tip #14

Todas nos llenamos de ilusiones. Suspiramos y deseamos ser mejores madres y profesionales, por ejemplo. Con estos anhelos, buscamos cambiar nuestra forma de vestir y modificar algunos aspectos de nuestra apariencia o forma de ser. Adelgazar es uno de ellos. Nos pintamos una visión clara de lo que queremos, pero sin compromiso, no será realizado. Muchas arrancamos nuestro plan de acción pero fácilmente nos desmotivamos en el proceso. Para tomar control y lograr una transformación completa debemos estar convencidas, sin duda alguna, que merecemos una vida mejor. Lo que aprendí en mi camino, es que el proceso es más mental que físico.

Aquí les comparto seis pasos que tomé para convencerme que realmente estaba comprometida mentalmente.

1. Me inscribí
2. Lo agendé
3. Me arriesgué e invertí
4. Practiqué
5. Lo logré
6. Y compartí mis avances

Una linda ex-gordita

En 1998, menos de dos años antes de la hazaña de ser elegida Señorita Palhoça 2000, allá estaba yo— una ex-gordita con el cuerpo en recuperación, la cabeza vacía, una carencia afectiva gigantesca y un gran corazón partido y hueco. Nada bueno podría resultar, y no resultó. C., un viejo *playboy* catarinense, era jurado del concurso de una casa nocturna de Florianópolis, la Chica Snoopy (eso mismo, mi amiga, "¡Chica Snoopy!"), en donde conquisté mi primer tercer puesto, al lado de otras dos beldades de 1,80 m. Desfile terminado, ganadoras anunciadas, empezó la fiesta. Alguien me invitó a sentarme en una mesa de conocidos. Ahí fue donde hablé con C. por primera vez.

Inteligente, preparado, simpático, él inmediatamente abordó el tema y acaparó mi atención. La verdad sea dicha, era un hombre feo. Pero había algo en su comportamiento, en el modo como hablaba, reía, una vivacidad absolutamente envolvente. No era difícil notar que yo sabía muy poco de la vida, mi ingenuidad era algo evidente, y enseguida aquel hombre mayor notó que bastaba con darme atención y decirme media docena de cosas bonitas para ganarse mi confianza.

Conversamos mucho, él quiso saber todo sobre mí, que hacía, de donde era, mis sueños, etc. Me hizo preguntas y más preguntas, se mostró atento a todos los detalles. Aunque yo no tuviera nada muy interesante que decir, me sentía cómoda para decir cualquier cosa. La experiencia de ser oída con interés era embriagante. C. también habló de sí, claro. Contrario a mí, tenía una vida repleta de acontecimientos y conquistas. Un hombre notoriamente rico, con gustos y hábitos refinados que, al tiempo, podía ser una persona sencilla, que se divertía y aventuraba mucho. Se trataba de un seductor experimentado, un astuto. Los otros dos hombres con los cuales me había relacionado eran unos niños—simples *amateurs* comparados con mi nuevo amigo.

Más tarde, preguntó cómo volvería yo a casa y no aceptó, "bajo ninguna hipótesis", dejarme coger un bus— mi única opción. Como un buen caballero, inmediatamente se ofreció a llevarme. Fui reacia al principio, pero él fue hábil en convencerme. Lo que no podría imaginarme al aceptar aquella oferta era que ese poder de persuasión sería usado, y con éxito, muchas veces en el futuro. Es más, no podría ni siquiera suponer que había un futuro al lado de ese hombrecillo feo y buena gente.

Con la misma delicadeza, él me convenció de que nos encontráramos otras veces para conversar. Empezó a volverse un hábito para C., ir a mi trabajo, siempre como quien estaba "pasando por aquí", y ofrecerse para llevarme a casa. Su interés, cada vez más evidente, me dejaba incómoda, pero su comportamiento era impecable. Y nada de más pasaba entre nosotros. Nada además de magníficas conversaciones y muchos galanteos.

A pesar de estar encantada con su trato, la edad de C. me asustaba y me impedía imaginar que nuestros encuentros pudiesen resultar en algo más. Él decía tener 49 años, o sea, era algunos años mayor que mi papá, y treinta mayor que yo. Tampoco podría imaginarme que C. solía usar una matemática muy particular en su vida.

Cuando me recogió para nuestra primera cita oficial, había una rosa esperándome sobre el asiento. Quedé encantada. Él entonces sonrió y me dijo que merecía mucho más, me pidió que abriera la guantera. Quizás ya hubiera visto algo parecido en alguna película romántica en la televisión, ¿pero protagonizar una escena como aquella? Allí encontré una cajita bonita que abrí con sorpresa y temor. Adentro, un collar de oro. Aquella noche, C. se declaró.

Faltó poco para que yo soltara lágrimas. No se trataba apenas de una cuestión material: yo era una chica pobre, y las chicas pobres pueden impresionarse con regalos costosos; eso es un hecho irrefutable. Pero la cuestión era más compleja, aunque yo fuera una joven sencilla: nunca nadie me había tratado así, jamás me habían valorado de esa manera. Por primera vez yo me sentía tratada como una mujer especial, preciosa, y no solo observaba, sino que hacía parte de un mundo que solo conocía por las telenovelas y revistas. No era difícil entusiasmarme con un asedio tan delicado y confundir las cosas.

Poco a poco empecé a creer que también me estaba enamorando. Y lo que parecía raro e incómodo, en poco tiempo sería natural. Empezamos una relación amorosa. Y no fue fácil bajo ningún aspecto. Explicar a mis papás a los 19 años que empezaría una relación con un hombre tres décadas mayor, contar a mis amigas y ver sus miradas de sorpresa, hacer parte de un mundo tan extraño al mío. Pero C. superó obstáculo por obstáculo con una habilidad envidiable. Pronto todos lo acogieron y respetaron como se acoge y respeta al pretendiente ideal.

Durante la semana, me recogía en el trabajo y me llevaba a pasear y a cenar en buenos restaurantes. Todos los días había algo que yo "necesitaba mucho conocer". Me quedaba fascinada con su increíble poder de improvisación. Estábamos yendo en una dirección, y de pronto él se acordaba de algún sitio más interesante que yo "necesitaba conocer", cambiaba de rumbo e íbamos en dirección opuesta. Los fines de semana, me presentaba las bellas playas de Santa Catarina, que yo, incluso viviendo tan cerca, jamás había visitado— porque me faltaba tiempo y dinero para aventuras. Él se divertía con mi ignorancia y quedaba exultante por ser mi guía, el hombre que me mostraba el mundo a través de sus ojos. Yo nunca sabía dónde terminaría cada paseo.

Fue así por algunos meses. De a poco conocí a sus hijos, todos tenían más o menos mi edad y, al contrario de lo que generalmente pasa en estos casos, nos entendimos muy bien. La vida de Silu nunca había sido tan liviana. C. podía no ser exactamente un Richard Gere catarinense, pero yo estaba viviendo mis días de Mujer Bonita.

Tip #15

Tips de belleza y nutrición

1. **GASTA EN LO QUE REALMENTE VALGA LA PENA:** En vez de comprar muchos productos de marcas inferiores, invierte en una marca de calidad. Suma todo lo que gastas en cremitas baratas y piensa en la crema que dejaste de comprar porque te pareció cara. Lo mismo vale para ropa y zapatos.

2. **INVIERTE YA PARA EVITAR PROBLEMAS FUTUROS:** Compara el precio del mejor y más caro filtro solar del mercado con el de un peeling para tratar las manchas en la piel. Es mejor gastar un poquito más ahora que verse con un problema serio después.

3. **ELIGE TUS CREMAS CON CUIDADO:** Las cremas muy densas pueden tapar los poros y formar clavos y espinillas. Prefiere fórmulas más leves y adecuadas para tu tipo de piel. Cuidado también con el uso de bases muy espesas o el exceso de polvo.

4. **NO TE OLVIDES DE LA EXFOLIACIÓN:** Haz una exfoliación nocturna, suave, durante tres noches consecutivas. El resultado es que los corneocitos

(células superficiales de la piel), se adhieren menos, acelerando, así, la renovación celular. En las noches restantes usa cremas nutritivas o hidratantes.

5. **LA FRECUENCIA IDEAL PARA HACER UNA LIMPIEZA DE PIEL:** Piel seca: una sesión cada dos meses. Piel grasosa: una sesión al mes. Piel en tratamiento dermatológico: cada 15 días.

6. **CONTROLA LAS PATAS DE GALLO:** Las patas de gallo tienden a aparecer más temprano en la piel seca. Usa una crema para el contorno de los ojos por las mañanas y en las noches.

7. **PON ATENCIÓN A LAS FÓRMULAS DE LOS PRODUCTOS:** Las vitaminas C y E en los cosméticos aumentan la firmeza de la piel y también combaten los radicales libres.

Besar al príncipe, despertar con el sapo

Si alguien me hubiera leído cuentos de hadas para dormir cuando era una niña, en ese entonces ya desconfiaría de que algunas manzanas, por más vistosas e irresistibles que parezcan, pueden estar envenenadas. Yo vivía mi cuento de hadas particular con un príncipe encantado cincuentón, bastante confiada en la sinceridad de su amor y de mis sentimientos, hasta que un carro paró al lado del nuestro, en un semáforo que estaba en rojo. Inmediatamente percibí que la mujer al timón, con enormes gafas oscuras, aretes dorados y cabellos ondulantes, nos miraba con una especie de insistencia incrédula.

Cuando el semáforo cambió a verde y ella gritó el nombre de C., el cuento de hadas empezó a mostrarse, de hecho lo que siempre había sido: un cuento chino. C. aceleró enloquecido. La mujer, que yo nunca había visto antes, aceleró también. Empezó una persecución que, bajo mis protestas, terminó pocos kilómetros adelante, cuando él desistió de aquel escape ridículo. Tarde o temprano debía afrontar la situación. Ellos bajaron del carro, y empezó una feroz discusión. En ese momento descubrí que aquella mujer era la esposa de C.

Ninguna originalidad en ese enredo. Todo el mundo conoce la historia de alguien que ha vivido algo parecido. Algunas pocas terminan en crímenes mortales, pero la mayoría culmina con la esposa vociferando los insultos más crueles que es capaz de imaginar en el calor de su furia a la mesalina, la amante desenfrenada que seguramente vive sólo para destruir hogares, dilapidar patrimonios y robar maridos ajenos.

Muchas mujeres, de todas las edades y estratos sociales, merecen el título, estoy segura de eso. Pero lo que la mayoría de las esposas traicionadas no logra ver cuando descubre la telaraña de mentiras que involucra su matrimonio es que muchas "amantes" fueron traicionadas, tanto como ellas. Desafortunadamente la culpa de la traición cae de forma automática sobre la "otra", como si el pobre marido fuera víctima de su inevitable "debilidad masculina". Las mujeres culpan siempre a las mujeres más que a los hombres. Sí, nosotras hacemos eso. ¿Pero por qué?

Me acuerdo de haber leído en algún lugar una frase de Simone de Beauvoir que me hizo pensar mucho: "Las mujeres no dicen 'nosotras'. Los hombres dicen 'las mujeres' y ellas usan esas palabras para designarse a sí mismas: pero no se ponen auténticamente como sujeto." Tengo consciencia de que es difícil escapar de ese automatismo. Pero creo que siempre vale el esfuerzo de un intento para, poco a poco, romper el paradigma. Nosotras, mujeres, decimos que "las mujeres son así, "las mujeres hacen eso o aquello", como si no estuviéramos todas hechas de la misma materia, de la misma complejidad.

Pero aquel día sería demasiado explicar a la esposa traicionada y, sorpréndase, embarazada, que aquella jovencita que andaba en el lujoso carro de su marido estaba con él hacía un año sin tener ni la mínima idea de que él estaba casado. Decidí alejarme y prohibí a C. buscarme nuevamente. Pero la pesadilla estaba lejos de terminar. Él siguió buscándome por algún tiempo, argumentando que su matrimonio ya había terminado, que su esposa había quedado embarazada para retenerlo, y todos los cuentos que los hombres casados que traicionan y son cogidos tienen en la punta de la lengua para contar a la bella durmiente que se despertó antes del momento.

Pero fui radical en mi decisión. Aun así, la esposa de C. contrató a un detective, que rápidamente descubrió donde yo vivía y trabajaba, así como mi número de teléfono. El tormento estaba apenas empezando. Varias veces fui amenazada y agredida con palabras irreproducibles. Y si, al principio, intenté defenderme, diciendo que no sabía nada, lo que era la más pura verdad, pronto el repertorio de ofensas me hizo perder la compostura. Si hay una cosa que me saca de quicio, es ver mi honestidad puesta en duda. Pero al mismo tiempo yo podía, sí, entenderla. Un playboy de mediana edad divirtiéndose con una chica suburbana de 20 años que decía no saber nada sobre su matrimonio, era el menos creativo de los clichés.

Después de la centésima llamada, decidí enfrentar su furia. Ella intentó intimidarme usando su apellido tradicional. Como respuesta le dije que estaba tratando con Siluandra Scheffer, y que yo jamás había buscado a C., que todo movimiento había sido hecho por él, que sus amigos e hijos jamás me habían dicho que él estaba casado, y que se preocupara por su marido, y me dejara tranquila. Colgué y esperé por una retaliación. Sin embargo, la esposa se silenció. Con el pasar de los días, pensé que la vida volvería a la normalidad.

Entonces C. apareció y juró que se había separado y no podía vivir sin mí. Dudé, di tiempo al tiempo, pero volvimos a encontrarnos y pronto me dejé involucrar por nuevas gentilezas, declaraciones y promesas. Acabamos comprometiéndonos. Más tarde descubrí que, como todo al respecto suyo, aquella era apenas una más de sus mentiras. Oficialmente la situación permanecía igual entre la pareja, y la separación definitiva solo pasó después de que su hijo nació.

El camino, por fin, ¿estaba libre para nuestro supuesto amor? No, no lo estaba. Así que el divorcio fue consumado, parte de la familia de C., que consistía en por lo menos dos ex-esposas y algunos de sus respectivos hijos, se reunió para adoptar una actitud definitiva. Hasta hoy no entiendo, tampoco pretendo entender como aquella avalancha se nos vino encima. Pero el hecho es que en un abrir y cerrar de ojos todo se había desmoronado. La actitud que la familia decidió tomar para refrenar las aventuras de C. fue la interdicción.

De la noche a la mañana consiguieron una sentencia judicial y C. fue declarado "incapaz", alguien fuera de sus facultades mentales, que estaba despilfarrando el patrimonio de una gran familia. Resumiendo: C. se volvió un hombre tan pobre como yo. Y cuando eso pasó lo vi envejecer décadas. Al contrario de lo que se esperaba de mí, como personaje de un cliché banal, fui la compañera ideal.

En esa época, mis papás se habían separado y, con la salida de mi papá, había más espacio libre en casa. La única solución para C., que perdió el derecho de ocupar el hotel de la familia, donde vivía gran parte del tiempo, fue vender su reloj suizo para financiar una pequeña remodelación e ir a vivir con nosotros en la casita de la periferia. Pero es claro que una situación como esa estaba lejos de ser ideal y no podría durar mucho tiempo. Sobre todo para alguien que siempre tuvo todo en la vida, y tanta proximidad con el lujo.

C. estaba derrotado y deprimido. Por más que hubiera actuado mal muchas veces, y no era exactamente un hombre ahorrativo, lo que para mí era el máximo nivel de comodidad, estaba muy por debajo de sus exigencias. Nada de joyas costosas o viajes a Paris. En realidad, nunca salimos siquiera de Santa Catarina. No había patrimonio dilapidado (por lo menos no conmigo o por mi culpa), ni nada que justificara una interdicción. Y C. no lograba reaccionar. Era difícil para un playboy de supuestos 50 años empezar a trabajar duro en aquel momento de la vida y contentarse con un salario mínimo como cualquier simple mortal.

Aunque derrotado, me pedía que tuviera paciencia porque la decisión sería revisada y todo volvería a la normalidad. Seguí, como siempre, trabajando. Con exactos R$750, abrí un negocio. Tomé en arriendo la casa de un conocido de la familia, contraté mano de obra para una pequeña remodelación, compré pinturas y pinté yo misma las paredes, a veces con ayuda de C. Días después, abriría allí mi clínica de masoterapia. En esa época tenía apenas una mesa de masaje rota, lo mínimo necesario para trabajar y una silla en la recepción. De poco fui subarrendando los espacios para un salón de belleza, una esteticista, y el negocio creció. Mi escaso dinero pasó a representar nuestra única fuente de ingresos. Si C. ya estaba arrasado y humillado, en poco tiempo también se volvió inseguro. Y de la inseguridad a los celos enfermizos hay un escalón.

Yo no podía dar un paso sin que mi novio estuviera cerca, vigilándome o "cuidándome", como prefería decir. "Me preocupo por ti", repetía. Y prontamente se dedicó a llevarme y recogerme todos los días en el trabajo, no admitiendo jamás que yo hiciese cualquier programa que no lo incluyera. De la manera que le era posible, aun me trataba como a una princesa, pero la belleza que a él le gustaba exaltar ahora no podía ser disfrutada por nadie más. Si al principio, mis incursiones en los concursos de belleza le divertían, ahora le molestaban.

Para convencerme de desistir, se unía en unísono a los que decían que yo no tenía ninguna oportunidad, que me mirara al espejo y despertara. Como solía hacer, lo ignoré e hice lo que deseaba, aunque la presión fuera casi insoportable. Muy joven para aquella experiencia, cada vez más presionada por los celos y la actitud posesiva de C., me sentía oprimida e infeliz. Y mi novio todavía tenía la cabeza en la riqueza, no sabía y no quería ahorrar. El peso recaía sobre mí.

La mayor parte de los amigos desapareció tan pronto se difundió la noticia de la interdicción. Pero uno, con quien C. ya había sido generoso, le ofreció un apartamento que estaba desocupado en la Avenida Beira Mar, en

Florianópolis, una de las más costosas de la ciudad. Una solución provisional mientras la situación se resolvía. Lo ayudé a organizar el nuevo apartamento. Compré mil cosas en miles de cuotas, llevé parte de los muebles de mi casa— que, con mucho esfuerzo y privaciones, había adquirido. Era casi increíble la ironía de la situación. Pero C. seguía siendo orgulloso y seguía con el mismo estilo de vida— un estilo que él no podía sostener. Gran parte del tiempo, me quedaba en el apartamento nuevo, aunque oficialmente seguía viviendo con mi mamá.

Mientras tanto, la hija pequeña de C. con su ex-esposa, se quedaba cada vez más tiempo con nosotros. Me encantaba cuidar a la niña, lo hice como si fuera mía por seis largos años. Muchas veces pensaba en separarme. Mi mamá, que, desde la fatídica pérdida de mi virginidad, repetía a cada noviazgo roto que "ahora ya nadie iba a quererme" como si yo fuera un par de botas viejas, se desesperaba y me decía que tuviera paciencia. Para ella era evidente que, después de toda aquella intromisión en mi privacidad y dignidad, ningún otro hombre podría pensar en tener algo serio conmigo. Y se volvió una aliada de C., vigilando mis pasos y manteniéndolo informado sobre todo lo que yo hacía. Ella lo defendía a capa y espada.

—Él es un buen hombre y te quiere, Silu. Tienes que cuidarlo— me decía. Yo la oía llorando, sin saber de dónde sacar fuerzas para seguir adelante.

La vida al lado de C. estaba llena de misterios inescrutables, cajones y cajas fuertes cerrados con llave, llamadas raras, salidas abruptas. Él no se interesaba por las "trivialidades" de la vida cotidiana. Entonces era yo quien hacía aseo en casa, arreglaba nuestra ropa, llevaba las cuentas. Era yo quien trabajaba 18 horas al día. Cierto día, lo observaba mientras él fumaba su habano en nuestra bella terraza, mirando el paisaje con expresión soñadora, y me acerqué.

—¿Estas mirando el paisaje?
—Si. Es muy lindo, no, Silu?
—Si es muy bello, pero ¿ya miraste en la nevera hoy?

Quien mirara desde la calle a nuestra bella terraza iba a notar que C., se vestía de forma impecable y siempre andaba en un carro importado, también prestado, jamás podría suponer que en su casa ni siquiera había comida. Y él se rehusaba a aceptar la realidad, como si en un pase de magia todo pudiera volver a ser como antes, y él no necesitaría sacrificarse para tener una vida normal. En ningún momento percibía que todo lo que yo quería era tener una vida normal. No una vida de privaciones, como la que había conocido desde mi niñez, tampoco una de lujos insostenibles, fantasías y ostentación. Y estaba harta del misterio, de los secretos, de las mentiras.

Un día C., por descuido, dejó una de sus cajas fuertes abierta. No dudé. Allí encontré por lo menos tres cédulas con el mismo nombre, el nombre de C., pero fechas de nacimiento diferentes. Su vanidad era tan grande que él falsificaba documentos para decir que era más joven.

Descubrí que mi marido tenía, en realidad, 60 años. Todo en su vida era mentira. Y mi vida también se había vuelto una gran mentira. Yo miraba desde la terraza del apartamento, observando aquel barrio que era tan diferente del vecindario donde yo había crecido, y sabía que esa no era la vida que quería tener. Desarrollé una gastritis nerviosa, me enfermaba por todo.

Mientras tanto, una amiga cercana, con la cual aún podía conversar sin despertar los celos enfermizos de C., hacía mucho me decía que debía hacer algo. Entonces, después de innumerables impulsos reprimidos, la llamé. C. saldría para algún compromiso al día siguiente. Ella se dispuso a ayudarme. No tuve mucho tiempo para prepararme—necesitaba actuar antes de que fuera tarde. A las tres de la tarde mi amiga parqueó su carro frente al edificio.

Yo sabía que C. les pedía a los porteros que lo mantuvieran a la par, en caso de que notaran cualquier "movimiento extraño". La mayor parte de mis pertenencias estaba en aquel apartamento, pero no podía hacer dos viajes. Entonces puse parte de mi ropa, zapatos y algunos objetos personales en bolsas plásticas y partí. En la casa de mi mamá, dormía en un colchón, porque todo lo demás lo había dejado. Ante mi rechazo a volver libremente, C. se enfureció y pasó a perseguirme. Una vez más yo no podía andar sola. Su sombra estaba siempre cerca. Nunca más tuve un día de paz. La gota que rebosó el vaso llegó meses después.

Yo volvía del trabajo cuando vi su carro acercarse. Inmediatamente pensé en huir, pero él bajó la ventana y habló con dulzura. Dijo que necesitaba conversar conmigo. "Apenas conversar." No sé por qué, pero me conmoví. Cuando me acerqué, él reveló sus verdaderas intenciones. Mostrando un revólver, ordenó que entrara al carro. Realmente tuve miedo de morir y obedecí, consciente de que si hubiera cualquier descontrol, él podría, en un acto impensado, disparar. La historia, como tantas otras que leemos todos los días en los periódicos y vemos en la televisión, podía acabar en tragedia.

Con estas escenas en mente, inexplicablemente mantuve la sangre fría. De allí, C. manejó hasta un lugar apartado, diciéndome que si hiciera algo conmigo nadie lo iba a descubrir. Yo traté de converser.

—Calma, estás alterado, no quieres hacerme daño, yo lo sé. Mientras tanto, con toda la discreción, llamaba desde el celular a mi hermano y me inventaba pretextos para repetir el nombre de C. y decir en voz alta adonde estábamos yendo, sin que él desconfiara.

¿Pero mi hermano había entendido el mensaje? En la expectativa de que lo mejor y lo peor podría acontecer, seguí intentando mantener la situación bajo control, dejando claro que yo no le quería mal y que todo acabaría de la mejor forma.

Necesitaba ganar tiempo. Cerca de veinte minutos después, vi el carro de mi familia acercarse por la carretera. Mi hermano llegaba para rescatarme. C. no reaccionó. En vez de eso, lloró y me imploró que volviéramos.

Existen mujeres que, aun después de amenazadas y agredidas, incluso después de traiciones y de las peores violencias, físicas o psicológicas, con las heridas aún abiertas, vuelven a los brazos de sus agresores. Una, dos, tres, tantas veces como lo permitiera su fe ciega de que "será diferente ahora". Difícilmente es. Y hay mujeres marcadas para siempre, sea por la creencia en el amor, por apego al matrimonio o el miedo de tener que encarar la vida sola, por cobardía o comodidad. Muchas son apenas movidas por la autoestima deteriorada que les susurra (o grita) día y noche que no serán nada sin aquel hombre a su lado. Aunque sacrifiquen su propia dignidad.

Pienso y, no sin sorprenderme, descubro que yo misma no estuve lejos de esa realidad.

Puedo culpar a C. por haberme mentido tantas veces, sofocado con sus celos y su posesión obsesiva, alejado de mis amigos, pero también es necesario asumir mi parte de responsabilidad. Para que alguien engañe y sofoque a otro, es necesario que alguien se deje engañar y sofocar. Quizás, más que C., mis necesidades afectivas y la baja autoestima habían sido mis mayores enemigos. Jamás volví al apartamento con vista al mar para recoger mis cosas. Preferí volver a empezar desde cero. En aquel momento, desapegarme de las cosas materiales fue un gesto de apego a mi libertad.

La persecución continuaría por algún tiempo. Así como el miedo y la incertidumbre sobre el futuro. Estaba exhausta y herida. Los últimos siete años habían sido aturdidores, pero me hicieron madurar. Había tomado una decisión: nadie se robaría mi libertad.

Tip #16

El baño: es un lugar que usualmente compartimos con más personas y, aunque un poco extraño, puede revelarte detalles interesantes de tu dia a dia si le pones mucho cuidado. La frustración, el estrés, la ansiedad y otras emociones son síntomas de la decepción y la ilusión de una vida que realmente no te satisface. Recomiendo mirarte al espejo de tu baño para tomar una pausa, mirarte a los ojos, y buscar que es lo que sientes. Hacer este ejercicio en el baño que compartes con tu pareja te ayuda a analìzar tus sentimientos a través de cosas como la decoración, aromas, medicamentos y hasta productos de belleza como cremas y tratamientos especiales. Cada objeto te puede mostrar que te disgusta o puede gustar de tu pareja y de la situación actual.

Rapunzel tira las trenzas

Meses antes, sonó el teléfono. Era la producción de un programa de televisión invitándome a ir a São Paulo a contar mi historia. Desde la primera portada de revista, eso ya había pasado algunas veces. Ante mi entusiasmo, C. fue tajante. Pero como estaba acostumbrada y no esperaba nada diferente, me restringí a comunicarle que iría a São Paulo, y sí concedería la entrevista.

Semanas después, allí estaba yo. El sábado en la noche, dos amigas que vivían en la tierra de la llovizna me llevaron a un bar, donde solían reunirse con los amigos. Hacía mucho tiempo que no me divertía y me sentía tan libre. En ese ambiente de tregua, vi a Paulo por primera vez.

Si C. había sido un huracán desgobernado, que me llevó del cielo al infierno y me arrastraba a ciegas de un lado a otro, Paulo se revelaría como el extremo opuesto. Callado y reservado, podía muy bien pasar por antipático o desinteresado. No exactamente el tipo que se destaca en una fiesta, pero educado y atento. Y había alguna cosa en el modo en que me miraba... Paulo parecía ser un buen hombre. Además de buen mozo, tenía un bello porte de ex-atleta.

¿Ya empezaste a oír las campanas? Tranquila. Yo todavía lucía mi argolla y, como todo en la vida, Paulo tenía un problema: casi veinte años más que quien les habla. Esa noche, bailamos y reímos juntos, pero nada más. Poco tiempo después, un congreso de medicina estética me llevó nuevamente a São Paulo, al bar y... a Paulo. Que esa vez estaba más suelto y osado. En un tono de juego serio, me invitó a Río de Janeiro. Respondí que, además de mi novio y tantas otras cosas, yo no lo conocía. Él me contestó que, a partir de aquel momento, si yo se lo permitía, me llamaría todos los días. Así lo conocería. Y fue exactamente lo que hizo.

No hubo traición, ni siquiera un beso, pero volví a Santa Catarina emocionada. Y volvía a emocionarme cada vez que sonaba el celular y veía el nombre de Paulo en la pantalla. Diariamente, su voz me traía consuelo y me hacía pensar que la vida podría ser diferente. Conversábamos sobre todo, nos dábamos apoyo, cariño, y esa complicidad a la distancia alimentó algo más grande. La verdad es que hui de la casa de C. con mis cosas un jueves, y el viernes viajaba a Río de Janeiro, para mi primera cita real con Paulo. Le conté todo a mi mamá, que lamentó, pero entendió, por mi entusiasmo, que no podría impedirme seguir adelante.

La decisión de renunciar a la relación con C. había sido tomada y era valiente, claro. Pero yo todavía estaba lejos de saber lo que era sentirme realmente libre. Psicológicamente, permanecía muy fuerte la insistencia de C. en tenerme de regreso, el miedo de que no pudiera funcionar con nadie más, el pánico de pasar por todo nuevamente, es decir, por los efectos de aquel romance sobre mi vida. Las heridas aún estaban abiertas y la idea de relacionarme otra vez con un hombre mayor me sonaba como un retroceso. ¿Estaría apegándome a un modelo?

Nunca hice terapia, pero leí muchos artículos en revistas que hablaban de ese tipo de relación en que existe una distancia significativa de edad entre los compañeros. ¿Mujeres que se interesan por hombres mayores estarían intentando suplir algún tipo de ausencia paterna? En mi caso, podría fácilmente admitir esa posibilidad. La relación con mi papá había sido muy atribulada. Si en mis primeros recuerdos de la niñez, yo lo veía como un superhéroe, infalible y distante— los héroes siempre desaparecen después de salvar al mundo, no puedes coger el teléfono e invitarlo para cenar en su casa, ¿verdad?— a medida que crecí, nuestras distancias aumentaron de tal modo que nos transformamos en extraños el uno para el otro.

No sé exactamente cuándo o por qué motivo, pero me volví un objeto de reclamos y desaprobación: nada que yo hiciera jamás estaba a la altura de su expectativa. El resultado de eso fue que crecí desprotegida, y aun peor: sintiéndome amenazada por mi propio papá. Desde ahí es menos de un paso hacia la rebeldía. Pero mi historia, bajo ese aspecto, no tiene nada de rara. Historias de vida similares se están escribiendo todo el tiempo, ahora mismo, desafortunadamente. ¿Entonces sería comprensible y lógico que yo, desamparada y falta de afecto, cuidado y aprobación, proyectara mi carencia en hombres mayores, que se acercaban a ese modelo que me faltó? Solo estoy pensando alto. Quién sabe si un día Freud me explique todo muy bien.

Paulo se interesó en mí desde nuestro primer encuentro. Le faltó osadía y malicia para acercarse. Cosas que C. tenía de sobra. En la segunda oportunidad, bebió para tener valor. Por eso, cuando una amiga me habló al respecto, algo allí me intrigó. Si él se hubiera portado como un donjuán, como mi ex, es posible que yo hubiera corrido millas. Pero no.

El primer fin de semana con Paulo fue de ensueño. Cuando lo vi en el desembarque del Galeão, mi corazón estaba tan disparado que pensaba que iba a morirme de alegría. Cuando volvimos al aeropuerto, para que yo regresara a Santa Catarina, parecía que iba a morirme de la tristeza. En el intervalo entre llegada y partida, nosotros, que no teníamos intimidad alguna, nos fuimos conociendo y confirmando lo que cada conversación a distancia nos decía. Aquello era en serio.

Pero todavía tenía mi trabajo y muchas responsabilidades, no podría dejar todo así. Los fines de semana siguientes el ritual se repitió. Y vivimos así por tres meses. C. me vigilaba por eso teníamos que salir a escondidas, con miedo de que algo serio pudiera pasar si él descubría que me estaba viendo con otro hombre.

Paulo siempre fue directo y objetivo con respecto a su vida y sus deseos. No quería relacionarse de esa manera y no soportaba saber que yo vivía bajo esa presión. En vez de desistir, lo que la mayoría haría en su lugar, dio un paso adelante: invitándome a vivir en Río. A esas alturas, mi mamá ya estaba convencida de que yo no "conseguiría marido": perdí la virginidad antes del matrimonio, cambié de novio, conquisté un hombre casado, deshice un compromiso... Al final de cuentas, Paulo debe haber perecido una bendición divina. Me quedé asustada, pero al mismo tiempo llena de entusiasmo y deseo de partir hacia esa nueva vida, lejos de mi pasado sombrío, al lado de un hombre tan diferente. Ahora sí, ya podía oír las campanas.

Empezamos a planear mi "escape". En ese momento no podía sencillamente abrir la puerta y salir—a mitad del camino estaba C. Por eso la "operación" fue secreta. Todos sabíamos que las noticias corrían muy rápido en Florianópolis. Como mi ex continuaba atento a todos mis pasos, en poco tiempo descubriría mis planes y tomaría una actitud más drástica.

Una que otra vez él aun me buscaba o enviaba mensajes avisándome que sería capaz de matarme si sabía que estaba con otro. Crean o no, una parte de mí aún le tenía lástima. Con 27 años, tenía toda mi vida por delante. Nunca me faltó impulso para seguir al frente. "Me estacioné en el lugar incorrecto" algunas veces, permanecí cuando debí haber partido, me equivoqué, fallé, pero todo eso hizo parte de mi crecimiento. Un crecimiento doloroso, pero urgente.

Con el tiempo, aprendí que nuestras mejores cualidades pueden ser también nuestras mayores debilidades. Porque, por ser ingenua y creer en la bondad de las personas, confié y me entregué excesivamente a quien no lo merecía. Pero lo contrario de eso sería volverme una persona amargada, desconfiada, vengativa. No quiero un extremo ni el otro. Todo lo que había vivido hasta entonces me hizo aprender a superar las dificultades y seguir adelante. Y era exactamente eso lo que debería hacer ahora.

Paulo viajó de Rio a Palhoça en carro para recogerme. Apenas el día en que me llevaría tan lejos, conoció a mis papás. Ellos no quedaron contentos, pero lo que importaba ahora era nuestro futuro. Esta vez no haría concesiones.

Paulo me pidió que llevara lo mínimo—poca ropa, pocos recuerdos. Quería estrenar una vida nueva, donde no hubiera resquicios de aquel pasado turbulento. Solo las personas realmente cercanas sabían lo que estaba por pasar.

Cuando entramos en la autopista, mi felicidad era indescriptible. Pero alguna cosa aquí dentro también dolía: dejar a mi mamá atrás y saber que el pasado no estaba en el equipaje que llevaba conmigo. Mientras nos alejábamos, mi teléfono celular tocaba sobre la mesita de noche. Ya no podía oírlo. Pero el pasado continuaría en mí, de una forma o de otra.

Tip #17

Ciertas comidas y aromas tienden a afectar nuestro estado de ánimo. Las sopas caseras crean un espacio de confort junto con el pan que tiene propiedades para calmar. Un postre al final tiene el efecto de crear felicidad y optimismo. Recomiendo usar la alimentación para mejorar la comunicación en tu relación y obtener un mejor estado de ánimo para ti. Aquí les comparto una lista muy útil de mis tips para entender los amplios beneficios de la alimentación.

1. **BAJA 1 KG A LA VEZ**: Si tu intención es eliminar 15 kilos, empieza imaginándote con 3 kilos de menos. Cuando logres alcanzar esa meta, pasa a pensar en ti misma 4 kilos más liviana, y así sucesivamente. Es una manera de aprender a valorizar pequeñas conquistas. Cuando se piensa en la totalidad de los kilos que se necesita perder, el objetivo parece algo muy distante, pero cuando se piensa, por ejemplo, en 2 kilos en un mes, el objetivo se torna más meritorio y menos frustrante.

2. **FELICITÁTE**: Valora cualquier progreso, aunque sea apenas el hecho de conseguir comer una tajada de pizza y no cuatro. Todas las conquistas deben ser celebradas, incluso aquellas que parecen menores y sin importancia.

3. **CUIDADO CON EL NO:** Cuando decimos, por ejemplo, "No voy a comer papas fritas", el cerebro reproduce a la misma hora la imagen de las papas fritas. Por eso, haz lo contrario: prefiere siempre decir lo que vas a comer, lo que puedes comer.

4. **SAL DE LA DIETA SOLO POR UN BUEN MOTIVO:** Solo vale la pena salir de la dieta por algo muy bueno, entonces nada de llenarse de galletas rellenas. ¿Qué tal dejar para salir de la línea comiendo tu plato favorito, muy bien hecho y en buena compañía?

5. **VIVE ATENTA A LAS PALABRAS:** Ten cuidado con lo que sale de tu boca. No repitas frases del tipo, "Solo de ver esa torta de chocolate me engordo." Las palabras refuerzan el pensamiento y dificultan el cambio de comportamiento en relación a la comida.

6. **LLEVA SIEMPRE TU CONCIENCIA A LA MESA:** Sé consciente de la diferencia entre comer y alimentarse. Comemos cualquier cosa que pasa delante de nosotros, pero alimentarse es diferente: es colocar dentro todo lo que nuestro cuerpo realmente necesita.

7. **PREFIERE LOS GRANOS INTEGRALES:** Ellos generan mayor sensación de saciedad, además controlan el colesterol. Los granos liberan glucosa lentamente, impidiendo que los carbohidratos sean almacenados como grasa en el organismo.

8. **ALIMENTÁTE ANTES DE IR A UNA FIESTA:** Antes de salir, haz un refrigerio bien liviano, y cuando el mesero pase con los pasabocas, practica el

"no, gracias" y ni observes lo que hay en la bandeja. Si estuvieras realmente con hambre, solo acepta cuando sea algún pasaboca horneado.

9. **BEBE MUCHA AGUA:** Este consejo, a pesar de parecer más de lo mismo, es fundamental en caso de que efectivamente quieras adelgazar. Carga siempre una botellita de agua y acuérdate de ir tomando varios sorbos a lo largo del día.

10. **EJERCITÁTE POR LA MAÑANA:** Si pretendes empezar alguna actividad física, es preferible en el período de la mañana. Así hay menos riesgo al ejercitarse y será más fácil que la actividad se torne una rutina diaria.

11. **OLVÍDATE DEL ACEITE:** Elimina el aceite de la comida, incluso la grasa usada en la preparación de los alimentos. Para cocinar, usa el vapor, la parrilla y el horno.

12. **ELIGE EL MOMENTO ADECUADO PARA IR AL SUPERMERCADO:** No vayas al supermercado muerta del hambre. De esa forma, vas a querer comprar todo lo que ves enfrente. Prefiere hacer tus compras después de haber almorzado o cenado.

13. **HAZ CINCO PEQUEÑAS COMIDAS AL DÍA:** Así, a la hora del almuerzo y de la cena tu apetito estará más controlado y tu metabolismo trabajará mejor. Comiendo menos en cada comida y distribuyendo mejor la cantidad a lo largo del día, seguramente adelgazarás más rápido.

14. **OPTA POR DULCES MÁS LIGEROS:** Para calmar el deseo de dulces, prefiere aquellos a base

de frutas, como compotas, mermelada con yogur descremado o banana al horno.

15. **VE CON CALMA:** Come despacio, mastica bien y limita las cantidades. Quien devora los alimentos acaba comiendo más de lo que debería.

16. **APRENDE A HACER UNA SALSA BECHAMEL LIGHT:** Para hacer una salsa blanca bien ligera, bate en la licuadora, leche descremada con una tajada de queso campesino. La receta queda más sabrosa agregando romero, salvia o perejil.

17. **USA EL CHICLE COMO ALIADO:** Cuando ya no soportes más y estés a punto de comer una golosina calórica, mastica un chicle sin azúcar con menta extra. El fuerte sabor de la goma de mascar va a llenar tu boca y cualquier otro alimento dejará de ser apetitoso.

18. **ELIMINA LA MAYONESA DEL MENÚ:** Cambia la mayonesa por el yogur desnatado con ricota. Es mucho más sano y tiene prácticamente el mismo sabor.

19. **LOS COLORES DE LOS ALIMENTOS NOS DICEN MUCHO. APRENDE: Amarillo, anaranjado.** La zanahoria, papaya, el durazno y el mango previene el cáncer y son buenas fuentes de fibras y de vitamina C. También son importantes para el buen funcionamiento del intestino.

Verde. La col, col de bruselas y el brócoli contienen enzimas consideradas poderosas barreras contra el cáncer de mama. Las hierbas verdes como albahaca y perejil, poseen propiedades antioxidantes, que combaten el envejecimiento.

Rojo. El tomate, la fresa y la sandía son ricos en vitamina C y vitaminas del complejo B, además contienen una gran cantidad de fibras.

Marrón. Los frijoles, lentejas, soya y panes integrales contienen muchas fibras y hierro, sustancia fundamental para combatir la anemia. Avena, nueces y arroz integral poseen vitamina E, agente protector del corazón.

Amarillo. Alimentos como el maíz, marañón y pimentón amarillo son ricos en betacaroteno, sustancia que se transforma en vitamina A. También son ricos en vitamina C y vitaminas del complejo B.

Blanco. La leche, el queso crema y el queso campesino son ricos en proteínas y calcio. Las carnes blancas (pollo y pescado), contienen proteína baja en grasa.

Brazos abiertos

En resumen... fui una niña educada para vivir con miedo, en estado de alerta, consciente de que si saliese mínimamente del patrón riguroso que regía nuestra cotidianidad podría ser castigada. Mis papás no explicaban los motivos, pero si me saliera de la línea, pagaría por eso. Y, en consecuencia, acabé con miedo hasta de ser feliz. Siempre que pasaba una cosa buena, creía que sería castigada con algún acontecimiento malo. Como si el verdadero equilibrio fuera ese. Porque yo no tenía el derecho de querer y poder. Toda conquista reservaría un revés futuro. Como si mi destino, entre pérdidas y ganancias, fuera el de una eterna deudora. Debería, por lo tanto, sentirme culpable por tener lo que no podía o donde no me era permitido. Pero no necesitaría ser así por siempre.

La vida en Río de Janeiro, al lado de Paulo, al principio representó una ruptura radical, la necesidad de liberarme de ese tipo de conducta. Me sentí mujer por primera vez, no una chica sumisa y boba, ni la muñequita de lujo de alguien. Finalmente creí que podría ser la dueña de mi vida y comprendí que muchas de las cosas que me habían enseñado no servían más.

El carácter lo llevas a cualquier lugar, eso no se altera fácilmente, pero la ignorancia, el prejuicio, la sumisión, la autocompasión y la culpa son herencias a ser abandonadas cuando amplías tu mirada sobre el mundo y empiezas a percibir sus verdaderas dimensiones. Es un abandono difícil. Con el pasar de los años comprendí que haber adelgazado y haberme tornado una mujer atractiva y un poco más instruida no sería lo suficiente para borrar las huellas profundas que cargaba en mi interior. Di el primer paso casi diez años antes, cuando, después de abandonarme por completo y permitir que me traicionaran y me humillaran, fui capaz de reaccionar y usar lo que me desfavorecía para virar el juego. No apenas ser reconocida, sino también empezar a reconocerme.

Aun así, para sentirme merecedora de esa nueva vida, necesitaba recomponer un vasto repertorio de fracasos y tristezas, desarmar aquel pasado, pieza a pieza. Deshacer el monstruo, como un niño que le teme a la oscuridad y, al prender la luz, nota que no existe nada que temer. Solo entonces podría continuar reconstruyéndome. ¿Por dónde empezar? Me hice esa pregunta semanas después de la mudanza. Mi vida escolar, desde los 12 años, fue desastrosa. Cuando salí de Santa Catarina, había cursado apenas hasta el séptimo grado. No me faltaba capacidad, sino alientos. La prueba más grande de eso es que, a los 21 años, me inscribí en un concurso para trabajar en el Censo de aquel año en Santa Catarina y no sólo fui aprobada, sino que quedé en el tercer puesto en la clasificación general del Estado.

Eso fue posible no solo porque era interesada, sino porque era necesario tener buenos conocimientos generales para participar en los concursos de belleza. Por lo tanto, la reina de belleza ayudó a la futura censista. Con esa clasificación, pude elegir el sector de acción, o sea, la región donde trabajaría. Opté por el sector rural porque pagaba más. Trabajé en los alrededores de una finca que mi abuela tenía, que se transformó en mi cuartel general.

La Señorita Palhoça 2000 calzaba tenis y vestía una ropa cómoda, salía y recorría a pie o en bicicleta, media maratón diariamente por fincas y quintas del interior de Santa Catarina. Me recuerdo que, al final de un mes, además de estar aún más flaca y en forma, recibí alrededor de R$2.000– el mayor sueldo que había recibido en mi vida. En esa época, también invertí en una formación técnica de esteticista, pero siempre supe que tenía una deuda conmigo misma, que necesitaba seguir estudiando. Y esa fue una de mis primeras decisiones después de la mudanza. Ese rescate fue fundamental. En un año y medio concluí el octavo grado y la secundaria.

Tenía 28 años en esa época, y estaba tan animada que pensé en presentar el examen para ingresar a la facultad de medicina. Pensé que, en un futuro lejano, podría especializarme en medicina estética, pero fui desmotivada por una pareja de amigos médicos— además de las dificultades que encontraría para ingresar a la universidad, la formación médica era demasiado larga. —La medicina es vocación, Silu, si no estás segura de que tienes vocación, no vas a soportar esa vida— me dijeron. Y, de cierta forma, me arrepiento por no haber sido la vieja y terca Silu siguiendo adelante.

Mientras tanto, Paulo y yo nos mudamos a un apartamento espacioso y bonito en Barra de Tijuca, cerca de la playa. Dos semanas después de la llegada, él me regaló un carro. No era solo mi primer carro, sino que era el carro de mis sueños. Él trabajaba todo el día y no quería que yo me sintiera aprisionada.

Era el auge de la pasión. Yo me despertaba temprano para preparar su desayuno, me encantaba consentirlo. No sabía que a él no le gustaba comer temprano en las mañanas y solo lo hacía para no decepcionarme. Descubrimos la intimidad poco a poco, viviendo juntos— situación que, de por sí, ya es un reto. Sin embargo, entre nosotros todo fluía con naturalidad. Construíamos una relación amorosa y pacífica.

Como Paulo iba bien en los negocios, pude saber cómo era vivir sin necesitar trabajar. Pero no me sentía cómoda en ese rol. Como había traído el material de la clínica conmigo, adapté una habitación del apartamento y empecé a atender a las vecinas del condominio. El resto del tiempo, cuidaba la casa, hacía ejercicios, estudiaba y, más que todo, me dedicaba a mi marido. También hice amigos, me permití ser más libre, aprendí la ligereza. En lugar de aquella jovencita retraída y amargada, surgía una mujer amigable y divertida. Paulo y yo teníamos una vida social tranquila, pero placentera. Con estar juntos nos bastaba.

Tip #18

Mide tu felicidad a través del impacto positivo que tengas en los demás. Existe un sentido de gran satisfacción cuando ayudas a otras personas. Nuestra existencia tiene un propósito más grande y ayudar a los demás puede ayudarte a tener una vida más placentera que buscar el éxito para ti misma. Aquí les comparto unas tácticas para encontrar un propósito.

- Busca formas de ser servicial
- Escucha a los demás y ofrece consejos
- Pelea por algo que te apasiona
- Adquiere una habilidad nueva y úsala en tu comunidad
- Comparte algo íntimo con alguien y gánate una nueva amistad

Cambiar es necesario

En 2007, fui entrevistada por segunda vez por la misma revista de belleza. En esa ocasión, la editora sugirió mi nombre a un programa de televisión muy popular en todo el país. Días después, recibí una invitación. A esas alturas, ya comprendía que la historia que yo tenía para contar no era la de una pobre heroína avasallada y perseguida por terribles villanos. En mi opinion nada puede ser peor que una persona que se victimiza. Al asumir el control de mi vida, yo también debería asumir la responsabilidad sobre ella. Nadie es sometido tantas veces por fuerza del azar o del destino. Siempre hay una especie de convivencia, un pacto entre quien ofende y quien es ofendido. Quien se deja humillar y se presta a la condición de escalón es su mayor enemigo.

A ese punto, ya me preguntaba cuánto había sido conveniente con quienes me hicieron daño. Yo bien sabía la respuesta. Entonces me pareció que debería compartir ese aprendizaje en red nacional. Ya había participado en otros programas de televisión antes y no podría imaginarme cuan significativo sería aquél. En el último bloque, tuve un insight y di el número de mi celular para quienes lo estuvieran viendo y necesitaran conversar. Recibí llamadas de todo el país.

Pero una de ellas fue especialmente determinante. Una señora de ochenta años de edad me llamó diciéndome que no quería ayuda para adelgazar, sino que deseaba agradecerme por una lección fundamental. Me dijo que al oír mi historia en la televisión, aprendió a perdonar. Así como yo, ella había permitido muchas veces que le hicieran daño, pero nunca reconoció su responsabilidad en esa cadena. Nunca hasta al oírme.

Hace años cargo una imagen muy viva dentro de mí: llorando, abrazo a mi mamá y le pregunto por qué ella me dio la vida para ser siempre tan infeliz. No entendía por cuál razón me tocó pasar por tantos desafíos, tantos obstáculos. El día en que esa mujer me dijo aquellas palabras, finalmente comprendí. Percibí que tenía una misión. Mi vida podría tener un sentido mayor si yo me dedicara a ayudar a las personas. Una historia aislada seria apenas una más, entre millones de otras. Pero una experiencia compartida ganaría una nueva dimensión.

Fue cuando pensé en crear un sitio web que me pusiera en contacto directo con quienes estuvieran pasando por lo mismo que pasé y también necesitara de ayuda. A través de él podría ayudar de forma más concreta y directa. Dar el estímulo que no recibí sería una manera gratificante de vencer una vez más al pasado. Me asocié a profesionales de diferentes áreas y así nació el Diario de una Ex-gordita, un sitio web personal que reuniría información sobre alimentación, dietas, ejercicios, tratamientos estéticos, en fin, cuidados con el cuerpo que, sumados a mi experiencia de vida, servirían como incentivo. Cuidar de la imagen pasó a hacer parte de un proyecto que transcendía la vanidad, la satisfacción exclusivamente personal. Yo quería multiplicar mis conquistas.

Es innegable que el dinero que podía disfrutar en aquel momento me permitía tener acceso a medios más modernos y muy eficientes para estar bonita. Sin embargo, todo eso no pasaba de una manutención, de lo que seguía haciendo en términos de alimentación y actividad física. Pero mi transformación pasó mucho antes y sin recurso alguno: perdí casi treinta kilos con fuerza de voluntad y sacrificio. Y era una chica pobre cuando eso pasó. Es importante advertir a las personas sobre eso: mostrar que hoy en día hay tratamientos y productos avanzados, sí, pero la fuerza de voluntad sigue siendo el instrumento más eficaz para quien quiere y necesita mejorar.

A medida que mi entusiasmo por esa causa aumentaba, Paulo se mostraba más intolerante. Al principio fue algo sutil, una mirada que se perdía, el silencio ante mis dudas. Por fin, él terminó revelando que le parecía una bobada que yo siguiera insistiendo en hacer de eso un oficio o un objetivo de vida. Yo prefería contar con su apoyo, pero ya estaba postgraduada en seguir en frente en mis metas a pesar de la incredulidad ajena.

Paulo salió de la empresa donde trabajaba y usó sus ahorros para invertir en una franquicia de alimentación. Abrimos juntos un restaurante en un centro comercial en el norte de Río de Janeiro. Al principio estábamos entusiasmados, pero enseguida surgieron las primeras crisis. Él, con el pasar de las semanas, asumía una actitud extrañamente pasiva. Se negaba a acompañar las obras de cerca, y cuando nos percatamos era demasiado tarde. Había muchos errores cuya corrección sería muy costosa. La operación generaba muchos más gastos de lo que habíamos previsto. Eso desestabilizó poco a poco a mi marido. A pesar de que él difícilmente se saliera de casillas, en la intimidad, se volvía cada vez más introspectivo y retraído.

Cuando, por fin, el restaurante fue inaugurado, empezamos a trabajar como locos. Nuestra rutina cambió de forma radical. Aun así, nada de eso me asustó: el trabajo, por más duro que fuera, no me asustaba. Como no entendía nada del negocio, me esforcé al máximo para aprender. Y con Paulo a mi lado, me sentía más fuerte que nunca. Mientras tanto, los gastos crecían vertiginosamente y las ganancias se demoraban en aparecer. Percibimos que vivir en Barra de Tijuca y cuidar de los negocios al otro lado de la ciudad nos robaba tiempo y una energía preciosa. Conversamos y decidimos de común acuerdo arrendar un apartamento cerca al trabajo.

A pesar del edificio nuevo ser bonito y cómodo, y el apartamento aún más grande, más barato y práctico, algo parecía haberse dañado. Paulo dio señales mayores de que estaba deprimido: no quería más salir de casa para pasear, estaba en contra de hacer cualquier gasto en diversión u ocio y vigilaba y contenía mis gastos personales. También demostraba incomodarse con mi rutina de ejercicios y los cuidados que debía tener con mi cuerpo. Y cuando aparecía en casa con ropa y zapatos nuevos, sabía que tendría que enfrentar su mirada enfadada y críticas cada vez más severas. El diálogo se volvió tenso y nuestras conversaciones pasaron a girar únicamente alrededor de los problemas del restaurante.

—Los negocios están mal, necesitamos ahorrar— siempre repetía. Pero yo no me estaba viendo como una mujer sin noción de la realidad, no. Me gustaba estar siempre bonita, y confieso que había una obsesión especial por los zapatos, tal vez por haber usado zapatos tan baratos y feos en el pasado, pero ese mismo pasado me enseñó a no caer en el desperdicio. Paulo, el mismo que dos años antes viajó casi dos mil kilómetros en carro para recogerme e insistió que yo dejara casi todo atrás, porque compraríamos todo nuevo para la nueva vida, pensaba diferente ahora.

Nos quedamos cerca de nueve meses en el apartamento del norte, durante los cuales yo intentaba ignorar la desintegración de la relación. Por creer que si volviera ese un asunto constante, el desgaste sería más grande, o por miedo de lo que una inmersión más profunda en la crisis podría revelar. Seguí siendo la misma esposa atenta de siempre, pero, para mi desespero, la relación empezó a vaciarse. Era como si alguna cosa se hubiera olvidado en aquel trasteo: habíamos llevado con nosotros los sofás, la cama, la televisión, los armarios, pero no la felicidad.

Yo repetía que teníamos que seguir adelante, pronto superaríamos las diferencias. Recorté gastos radicalmente, como Paulo tanto quería, y me dispuse a acompañar los negocios aún más de cerca. Pero, paralelamente al trabajo en la gerencia del restaurante, ingresé a un curso de oratoria. El proyecto de usar mi historia para ayudar a las personas seguía vivo dentro de mí. Quería aprender a comunicarme de la mejor forma posible. Así como cuando desfilaba en la pasarela frente al público y jurado, aprendí a tratar cada situación como si fuera única. Y más que eso, la última. *Silu, esta va a ser la última vez que vas a hablar, entonces di algo que valga la pena ser escuchado.*

De la misma forma, intentaba explicar a mi marido que era importante para mí estar bien arreglada porque las personas merecían de mí lo mejor que yo podía dar. Como su incomodidad se volvió evidente y obcecada, yo me cuestionaba si estaba errando por algún motivo. Pero concluía siempre que no había ninguna exageración o discrepancia en mi modo de vivir. No dejaba de ser una persona útil y eficiente por querer sentirme bien con mi apariencia. No admitía, después de todo por lo que había pasado, retroceder debido a la incomprensión de un hombre, aunque fuera el hombre que amaba. Pasar a no cuidarme, volver al antiguo descuido, para probar que no era una mujer fútil sería inconcebible. Así como era inconcebible que él se estuviera quedando ciego frente a quien yo era verdaderamente.

Nuestras distancias solo aumentaron. En un acto ciego de desesperación, propuse que volviéramos a vivir en el antiguo barrio, como si volviendo al lugar donde fuimos felices pudiéramos recuperar nuestra alegría. Pero estaba engañada. Volvimos a vivir en Barra, en un apartamento más pequeño. No sé si Paulo usó la mudanza como disculpa para refrenar cualquier posibilidad de tener una vida social o si de hecho no sentía más el impulso. Si queríamos vivir en Barra, no podíamos gastar en otras cosas, contestaba, ante mi insistencia de que paseáramos más. —Todo cuesta. Hacía mala cara hasta si yo sugería que fuéramos a una pizzería.

La televisión pasó a ser su compañía favorita. Los negocios y yo, el origen de sus decepciones y amarguras. Mientras

Paulo cerraba los ojos a mis virtudes, otros hombres armaban estrategias ingeniosas para conquistarme. Recibía todo tipo de galanteos, me había tornado una mujer asediada. Grandes empresarios, cantantes, galanes de televisión, futbolistas. Y el hombre que yo quería se volvía un extraño. Cuando pedía consejos, mi mamá solía decirme que ciertas cosas en la vida, como trabajo y matrimonio, necesitan ser mantenidas.

Parecía olvidarse que, casi treinta años antes, salía de casa con un hijo en brazos y otra en una caja de zapatos. Parecía no recordar que hacía poco tiempo, incluso después de veintitantos años de matrimonio, incluso analfabeta, fue capaz de seguir su vida sin un marido cerca. Parecía no saber cuánto era y podía ser fuerte y que, en el fondo, era un ejemplo que contradecía su discurso conformista.

Quizás el matrimonio con Paulo había sido otra mentira que compré. Tal vez haya funcionado, aunque por poco tiempo. El engranaje de la vida no fallaba: se pierde a un lado y se gana al otro. Mientras mi matrimonio entraba en declive, el Diario de una Ex-gordita "salía al aire" y los accesos crecían vertiginosamente.

En la noche, llegaba a casa después del trabajo exhaustivo y no conseguía descansar antes de leer y responder las docenas de mensajes que recibía. Mujeres de norte a sur de Brasil me buscaban para compartir sus angustias. Y si yo estaba allí ofreciendo apoyo, necesitaba llevar eso hasta el final. Estábamos unidas por el precioso sentimiento de la solidaridad.

Aunque hubiese un número significativo de personas interesadas en obtener consejos sobre adelgazamiento y otras mejoras estéticas, muchas de ellas se quejaban más del rechazo, del desamor y del desánimo que recibían de sus compañeros y familiares que de la grasa en sí.

—Necesitas ser la dueña de tu vida y de tu verdad— yo repetía como un mantra. —Necesitas amarte— insistía. No solo a ellas, sino a mí misma. Esas mujeres no imaginaban que aquella ex-gordita que les aconsejaba padecía de un dilema similar. Yo había llegado a un nivel inimaginable para la chica de mirada triste, la empleada doméstica de los brazos cubiertos de brotes, para la adolescente gorda que servía de burla para los compañeros de trabajo.

Superé la pobreza, conquisté un bello cuerpo, fui portada de revistas, participé en programas de televisión. A los treinta años, me vi estampada en una página entera de uno de los periódicos más grandes del país, como ejemplo de superación. Y recibí la invitación de una gran editora, queriendo que yo contara mi historia en un libro. También aprendí a reconocer mi valor y a reír de mí misma. Amé y fui amada verdaderamente por un hombre, aunque por menos tiempo del que gustaría.

Después de cinco años, mi matrimonio llegó al fin. Una relación que no potencializa la felicidad de dos personas no tiene sentido. Un ciclo más se cerraba y era hora de renacer otra vez. Tuve miedo de los primeros pasos sin alguien a mi lado, pero en poco tiempo se hizo evidente que había una base sólida para la reconstrucción. Y que, no importa la cantidad de éxitos y fracasos, mientras haya vida, la reconstrucción continua. Y mi llama estaba más viva que nunca.

¿En qué me he metido?

En este capítulo, todo comienza, o mejor, termina cuando su escritora acá presente, decide mantener un apartamento, lo que lograba a duras penas, hasta que tuve que devolverlo. Las cuentas hace tiempo estaban golpeando la puerta y yo solo me ahogaba en ellas. *¡Suficiente! ¡Es hora de cambiar! ¡Cambiar de vida! ¡Cambiar todo! ¡De una vez! ¡Sabia decisión! ¡Viajar! ¡Cambiar! ¡Distraerse! ¡Nuevos aires! Bien lejos de aquí....*

Envié todo lo que tenía, todas mis cosas, para la casa de mi madre, que vivía en Santa Catarina. Las despedidas no son nada fáciles, pero muchas veces son necesarias. ¡Nos enseñan a crecer y evolucionar! ¡Casi que a la fuerza! Así, después de una decepción.... Nuevos aires nos vienen como un calmante, como un remedio para ir cerrando y cicatrizando todas las heridas, para ir juntando nuestros pedacitos y, finalmente, ¡VOLVER A EMPEZAR! Con la cabeza en alto... ¡En otro lugar!

Todo ese "volver a empezar" y cambio se dio cuando conocí a una amiga muy querida, que se llama Lucía. Ella llegó a mí vida a través de otra amiga, también muy querida: Zana. En ese entonces, nos conocimos al final de una tarde, en la playa de Río de Janeiro. No todo en la vida es completamente malo, creo firmemente que Dios pone a algunas personas en nuestras vidas en forma de ángeles. ¡Así fue como la Lucía cayó del cielo a mi vida! No cayó... siempre digo que voló con sus "alitas de ángel".

Hablando casualmente en la playa, el día que nos conocimos, Lucía me contó que se iba a Miami, porque había conocido a un hombre, se había enamorado y estaba pensando en pasar un tiempo allí para conocerlo mejor. Me acuerdo que me emocioné tanto con ella y con su historia que le pedí que me contara el desenlace después, porque se trataba de una historia que seguramente tendría un final feliz.

Confieso que la palabra "MIAMI" no salió más de mi cabeza desde que hablamos. Empecé a buscar en internet fotos, lugares, personas e informaciones de esa tal Miami para conocer y enterarme mejor del asunto. ¡Me despertó curiosidad! ¡Y eso es fantástico! Pues eso podría ser una señal y yo tenía que estar atenta para oír mi corazón, mis instintos, mis percepciones y, lo mejor, oír mi sexto sentido. Toda mujer tiene el suyo, ¿no es verdad? Basta con estar atentas a él. Ya saben, algo así como oír nuestra "vocecita interior" que insiste en hablarnos desde adentro o más bien, al pie de nuestro oído. Lo sé, puede sonar a charlatanería, pero en serio que vale la pena detenerse un poco y salir de nuestra vida de afanes para escuchar y creer en todos nuestros sextos sentidos. No suelen fallar. Bueno, al menos en mi caso ¡hacen bien! Vale intentar y persistir. ¡Ahí les queda la sugerencia!

Bueno, sin tener mucha perspectiva en aquella ocasión, ese ángel llamado Lucía me ofreció, entonces, su apartamento para quedarme, desde que yo pagara los gastos mientras ella estaba viajando. Por supuesto que acepté de inmediato, lo necesitaba, estaba súper perdida, sin saber realmente qué iba a hacer con mi vida en ese momento.

Pasé dos meses en el apartamento de Lucía, cuidando todo para ella. Y también cuidando mi cabeza para no enloquecer. Durante estos dos meses, ni les cuento cómo fue mi lucha para no perder el foco y continuar entrenando, haciendo dieta, cuidando de mi cuerpo y mente, todo junto, en un intento feroz de elevar mi autoestima, que estaba debajo de la alfombra de la casa. Casa que ni siquiera era mía, mi amiga me la había "prestado". Y hablando de ella, mi "ángel" volvió a Brasil con una buena noticia: ¡decidió irse a vivir definitivamente a Miami con su chico! Y fue ahí, cuando ella percibió el brillo en mis ojos simplemente con el hecho de mencionar la palabra "MIAMI" y... me invitó a ir con ella.

Quedé muy tentada, por supuesto. Pero yo estaba en una mierda total y sin dinero, apenas podría reunir el dinero para comprar mi pasaje. Entonces, vendí casi todo lo que tenía y reuní el dinero suficiente para mi pasaje. Bueno, una preocupación menos. ¡He aquí cuando surge otro obstáculo y luego otro ángel en mi vida! Mónica, mi amiga y cliente de masaje, se ofreció a pagar el pasaje para mi perrita Valentina. Yo no podía irme y dejar a mi mejor amiga, ella estuvo conmigo siempre y yo no sé vivir sin ella.

Un día antes de que Valentina y yo tuviéramos todo listo, aunque, sin ningún centavo en el bolsillo, pero listas para ir a Miami a probar nuestra suerte, me fui a despedir de mi amiga Mónica y agradecerle por todo. Al despedirnos, me entregó 20 dólares y me dijo que tenía que guardarlos muy bien, pues me darían buena suerte. Hay que recordar que ese fue el único dinero que llevé conmigo, así que en serio debía darme mucha suerte, pues era todo el dinero que tenía para comenzar mi vida en otro país.

Sé que era demasiada mi locura al arriesgarme así, pero era todo lo que tenía y me aferré a eso... ya no podía retroceder, volver atrás, ni pensar. Ahora tenía que levantar la cabeza y partir... INTENTAR... arriesgar.... ¡Jugué todo por lo alto y me fui! Entro en el avión y llego a Miami Beach con solo una maleta de equipaje, una perrita a cuestas, 20 dólares en el bolso y mucho CORAJE en el corazón. ¿Y lo que me espera? Ah, la vida que sigue... ¡Que sea ligera!

Sobre mis retos

Ahora, sentada frente a mi computadora, escribo mis nuevas metas y a cada una de ellas le imprimo la certeza de que todos mis sueños son posibles y que cada día vivo transformaciones que, quiera o no, suceden. Lanzar este libro en un país que no es el mío, en un idioma que aprendí andando en taxis aquí en Miami, ha sido mi mayor reto y quiero ser retada todos los días porque sueño con ser una mejor persona, siempre.

Tip #19

¡Si piensas que estás en un punto de evaluación en tu vida, me encantaría ayudarte a cambiar!

- Crea puntos de evaluación en tu vida. Lo más importante es estar consciente. Así como nuestro ambiente cambia de estaciones, debemos iniciar cambios que nos pongan en situaciones para recibir nuevas oportunidades. Piensa qué has logrado en cada cumpleaños o año nuevo. Si te sientes muy cómoda en tu rol, es necesario que generes un cambio.

No te compares. Ni te critiques. Motívate a cambiar y ser mejor especialmente en estos momentos cuando te encuentres más susceptible:

1. Cuando asistas a una boda.
2. Cuando vayas al gimnasio.
3. Cuando revises las redes sociales.
4. Cuando te inviten a un grado.
5. Cuando anuncien que alguien tendrá hijos.

6. En una fiesta empresarial.
7. En un reencuentro familiar o entre amigas.

¡Estas páginas están dedicadas a mis mejores recetas y tips! Una verdadera guía para una dieta rica y equilibrada. Primer paso, entender los grupos de alimentos.

¡Recuerda: la planeación lo es todo!

1. **Grupo de los CARBOHIDRATOS**: Panes, cereales, tubérculos y harinas— Prefiere los INTEGRALES. COMPRA UNA BÁSCULA PARA PESAR LOS ALIMENTOS ;)
2. **Grupo de las HORTALIZAS**: Cuanto quieras, puede ser crudo o cocido mientras sea sin adición de aceite— Sazona la ensalada con vinagre balsámico, de manzana o limón, 1 cucharada de aceite de oliva extra virgen o utiliza 1 a 2 cucharadas de una mezcla de aceites de linaza y ajonjolí ½ taza de granola sin azúcar (40g)

Una barra de cereal sin chocolate (25g)

Dos cucharadas de cacao en polvo (23g)

Dos cucharadas de amaranto en hojuelas crispetas (35g)

Tres cucharadas de quinua en hojuelas/grano

Doce galletas tipo rosquilla (36g)

Tres cucharadas de avena en hojuelas (45g)

Un cucharón de arroz blanco o integral (60g)

Una unidad mediana de papa (140g)

Una unidad pequeña de batata cocida (150g)

Una unidad de papa yacón (195g) — se puede comer cruda — tiene un sabor parecido a la pera

Tres cucharadas de puré de papa sin leche (100g)

Siete cucharadas de polenta cocida (150g)

Cuatro cucharadas de puré de arracacha (150g)

Una unidad mediana de arracacha (150g) Dos cucharadas de harina de yuca (32g)

Una unidad de tapioca sin relleno (100g)

Un trozo mediano de yuca cocida (100g)

Cuatro cucharadas de maíz desgranado (96g)

Dos unidades de envueltos de repollo (120g)

Una tajada pequeña de cuscús de maíz (85g)

Una tajada pequeña de cuscús de maíz con leche (100g)

Una tajada pequeña de cuscús de tapioca (60g)

Diez unidades de piñón cocido (30g)

Dos unidades de sushi uramaki (220g)

Una porción de pasta integral (220g) EVITAR

Dos unidades de panquecas sin leche (160g) EVITAR

Un pan árabe mediano delgado (58g) – EVITAR

Seis galletas integrales (32,4g) EVITAR

Cuatro a cinco galletas saladas integrales (40 a 50g) EVITAR

Dos tajadas de pan de molde integral (60g) – EVITAR

Veinte gramos de galletas livianas sin gluten – EVITAR

Veinte gramos de galletas de arroz – EVITAR Macadamia, nuez del Brasil y almendras (se pueden usar en las ensaladas o agregándolas a las comidas)

Calabacín cuanto quieras

Lechuga cuanto quieras

Acelga cuanto quieras

Berro cuanto quieras

Remolacha controlar

Brócoli cuanto quieras

Col verde cuanto quieras

Tomate cuanto quieras

Pepino cuanto quieras

Brotes de frijol cuano quieras

Zanahoria controlar

Coliflor cuanto quieras

Espinacas cuanto quieras

Mostaza cuanto quieras

Nabo cuanto quieras

Repollo cuanto quieras

Rúcula cuanto quieras

Palmito cuanto quieras

Calabaza controlar

Brotes de alfalfa cuanto quieras

3. **Grupo de las LEGUMINOSAS:**

Dos cucharadas de arveja cocida (60g)

Un cucharón mediano de fríjol o lenteja cocida (80g)

Dos cucharadas de garbanzos (44g)

Tres cucharadas de soja cocida (72g)

4. **Grupo de las FRUTAS:**

   Una taza de fruta picada o unidades pequeñas como fresa, uva, acerola, cereza, guapurú Una copa de ensalada de fruta sin azúcar (150g)

   Tres cucharadas o ¼ de aguacate (60g)

   Una tajada mediana de piña (140g)

   Treinta gramos o un paquete de piña deshidratada

   Dos cucharadas de açaí (50g)

   Veinte unidades de acerola (115g)

   Dos unidades medianas de ciruela fresca (75g)

   Seis unidades de ciruela negra seca (204g)

   Una banana mediana (65g), 30g o dos unidades de banana deshidratada

   Una unidad mediana de caqui (50g)

   Una unidad mediana de carambola (127g)

   Dos unidades de albaricoque fresco (70g)

   Cinco unidades de albaricoque seco (35g)

   Una unidad pequeña de guayaba (60g)

   Una unidad mediana de kiwi (77g)

   Una unidad de manzana (130g)

   Treinta gramos o un paquete de manzana deshidratada

   Una tajada mediana de papaya

   Media unidad mediana de mango (75g)

   Una unidad de mango de azúcar (60g)

   Una tajada mediana de sandía (120g)

   Una tajada mediana de melón (100g)

Una mandarina (120g)

Diez unidades medianas de fresa (100g)

Media unidad mediana de pera (40g)

Dos unidades medianas de durazno (87g)

Un racimo de uva común (60g)

Treinta gramos o tres cucharadas de uvas pasas

Una barrita de frutas

Una unidad mediana de naranja con pulpa (100g)

5. **Grupo de las CARNES** (proteínas): res, cerdo, pollo y huevos

   Una lata de atún en agua (120g)

   Media lata de atún en aceite (60g) – escurrir bien el aceite antes de consumir

   Media lata de sardinas

   Un filete mediano de pescado a la plancha (120g)

   Un cucharón o 100g de pescado en salsa

   Ocho kanikama (palitos de cangrejo)

   200g de sashimis variados

   100g de camarón cocido al vapor

   Un trozo mediano de bacalao sin aceite (135g)

   Un filete mediano de carne magra (120g)

   Una tajada de lomo de cerdo (120g)

   Una porción de carne de oveja/cordero (120g)

   Cuatro cucharadas de carne molida salteada (100g)

   Cuatro cucharadas de pollo desmechado en salsa (120g)

   Dos pinchos de carne el pollo sin tocineta (120g)

Una tajada de ricota (60g)

Seis tajadas de pechuga de pavo (120g)

Tres tajadas delgadas de jamón de pavo

Una unidad grande de pernil de pollo al horno sin piel (110g)

Un filete mediano de pechuga de pollo a la plancha (120g)

Un cucharón de pollo oriental (90g)

Cinco claras de huevos (150g)

Omelette sencillo con 1 huevo, 2 claras (125g)

Dos unidades de huevo cocido (90g)

Cinco cucharadas de huevos revueltos sin queso

Tres tajadas de rosbif

Una tajada de pavo al horno (150g)

Una tajada de tofu (200g)

Una crema proteica (28g) **EVITAR**

1 barra de proteína baja en carbohidratos (40g) – **EVITAR**

½ barra de wafer proteica (22g)– **EVITAR**

½ barra proteica crocante con relleno (20g)– **EVITAR**

1 medida de proteína whey (30,4g), hidrolizada o aislada– **EVITAR**

1 unidad de yogur sin grasa

6. **SEMILLAS**: moler la linaza al momento de consumirla. El ajonjolí negro posee más calcio y vitamina A que el común.

    Dos cucharadas de semilla de girasol

Dos cucharadas de linaza triturada

Dos cucharadas de chía

Dos cucharadas de harina de semilla de uva

Dos cucharadas de harina de maracuyá (parcha/chinola)

Dos cucharadas de harina de berenjena

Dos cucharadas de semilla de ajonjolí

Dos cucharadas de semilla de calabaza

Dos cucharadas de germen de trigo

Dos cucharadas de harina de cáscara de naranja

Dos cucharadas de harina de plátano

7. **Grupo de los AZÚCARES:**

Una cucharada de azúcar demerara (19g)

Dos cucharadas de cacao en polvo orgánico

Dos unidades pequeñas de durazno en almíbar (60g)

Tres cucharadas de brevas en almíbar (55g)

Una tajada de piña en almíbar (60g)

Tres cuadritos de chocolate AMARGO (30g)

Dos cucharadas de miel (cuanto más oscuro mejor) (30g)

Dos tajadas finas de bocadillo (80g)

Tres cucharadas de sagú (90g)

Dos cucharadas de compota de fruta (65g)

Una paleta de frutas sin leche (50g)

8. **OLEAGINOSAS:**

Tres unidades de nueces del Brasil (12g)

Cuatro unidades de nueces (20g)

Una barrita de nueces

Cuatro unidades de avellanas (4g)

Cuatro unidades de almendras (4g) o macadamia (4g).

9. **LÍQUIDOS:** 300ml o una cajita de agua de coco

   250ml de leche descremada – **EVITAR**

   250ml de jugo de fruta

   ½ pulpa de fruta congelada con agua (50g) 200ml de bebida de quinua o arroz

   Una taza de café o té (180ml)

   Un yogur sin grasa – **EVITAR**

   100ml de jugo de uva orgánico sin azúcar

10. **¿QUÉ UNTARLE AL PAN?:**

    Una capa delgada de mermelada de fruta sin azúcar

    Un hilo de aceite de oliva, orégano

    Una capa delgada de mantequilla (4g)

    Tres tajadas de pechuga de pavo (51g)

    Una cucharadita de tahini

    Dos tajadas de tofu (20g)

    Una cucharada sopera de mayonesa light sin leche (6g)

    Una capa delgada de miel o melaza (3g)

Hierbas y su importancia para el organismo

HIERBAS

Azafrán (cúrcuma)

Poderoso antiinflamatorio y antioxidante. Presenta alto contenido de betacaroteno y posee acción hipolipidémica. Puede ser utilizado en el pollo y arroz (queda con una coloración anaranjada).

Ají

El ají presenta un fotoquímico llamado capsaicina, responsable por el sabor picante del alimento. La capsaicina posee propiedades antioxidantes y anticarcinogénicas. Puede ser consumida como salsa acompañado de carnes y legumbres.

Orégano

Presenta acción antimicrobiana, antifúngica, antioxidante y excelente acción bactericida. Puede ser consumido acompañado de aceite de oliva o en preparaciones con carne o legumbres.

Albahaca

Posee alto contenido de cobre y presenta acción carminativa (reducción de los gases) y digestiva. Utilizar en carnes en general. **Canela**

Posee propiedades que potencializan la acción de la insulina y pueden estar involucrados en el alivio de los signos y síntomas de diabetes y resistencia a la insulina. Además de facilitar la digestión es considerada estimulante y antidiarreica. Puede ser consumida con frutas en trozos, ensalada de frutas, preparaciones dulces sin azúcar y también como bebida aromática.

Romero

Posee acción carminativa (reducción de los gases), digestiva, antioxidante, antiinflamatoria y es capaz de recuperar lesiones de la mucosa gástrica e intestinal.

Se puede utilizar en bebida aromática antes de las comidas para mejorar el proceso digestivo o en carnes, pescados y salsas para reemplazar la sal. Ayuda al organismo a eliminar sustancias tóxicas, previene diversos tipos de cáncer, posee propiedades antiinflamatorias y antioxidantes y es útil en el control de la hipertensión. Para mejorar su absorción se recomienda consumirlo crudo. Esta especia puede hacer parte de sabrosas salsas, pastas, carnes y legumbres o puede mezclarse picada con las comidas.

Jengibre

Presenta vitaminas como B3 y B6 auxiliando a aliviar los síntomas de la tensión premenstrual, la vitamina C presente en el jengibre ayuda a reducir el colesterol, cicatrizar heridas, protege las encías y defiende al organismo de radicales libres. Presenta acción antioxidante debido a la presencia de magnesio, selenio y zinc. Puede ser utilizado en carnes, pollo y pescados o en legumbres salteadas. ¡Todas estas hierbas y especias pueden reemplazar o reducir la cantidad de sal en las preparaciones!

Receta de sal de hierbas

Un paquete de romero
Un paquete de mejorana
Un paquete de albahaca
Un paquete de perejil
Un paquete de orégano, 200g de sal

Preparación: Batir todo en la licuadora y almacenar en empaque tapado.

Sal de Ajonjolí

Diez cucharadas de ajonjolí común o negro
Una cucharada de sal

Preparación: Llevar el ajonjolí y la sal al fuego en una olla tapada hasta que el ajonjolí empiece a "saltar". Espere dos minutos más para que termine de dorar, retirar la olla del fuego y triturar en un procesador o en licuadora.

Orientaciones generales

- Sentarse a la mesa para hacer las comidas y comer tranquilamente
- Buscar siempre reposar el tenedor cuando se esté masticando
- Hacer 6 comidas al día con horarios definidos, evitando largos períodos en ayunas
- Comer despacio, y masticar los alimentos para facilitar la digestión y la saciedad Empezar las comidas con ensalada
- No comas los mismos alimentos todos los días, pues vas a evitar el exceso o carencia de nutrientes además de evitar intolerancias y alergias alimentarias.
- Consumir agua, de 6 a 9 vasos al día, de preferencia entre las comidas: 30 minutos antes o 1 hora después.
- Evitar alimentos que contengan gluten: trigo, centeno, malta y cebada. No te olvides de observar en el empaque de los productos en "ingredientes" si existe leche y derivados en su composición.
- Evita frituras y preparaciones con salsa bechamel, escoge preparaciones cocidas, a la plancha, al horno o con salsa de tomates casera.
- Retira las grasas visibles de las carnes, incluso la piel de las aves.
- Consume brotes, hortalizas crudas, semillas, pues poseen gran cantidad de enzimas vivas que nuestras células reconocen y absorben mejor.

- Reemplaza los dulces por frutas, que son antioxidantes y protegen nuestras células.
- Prefiere el aceite de oliva extra virgen y evita grasas de origen animal como malos alimentos que poseen grasas trans (industrializados).
- Utilizar lo mínimo posible las fuentes industrializadas de sal: embutidos, conservas, enlatados, productos ahumados y pasabocas de paquete.
- Limitar o abolir el uso de bebidas alcohólicas y gaseosas.
- Dar preferencia a condimentos naturales como limón, hierbas, ajo, cebolla, y no a sus similares industrializados.
- Reemplazar dulces y derivados del azúcar por carbohidratos complejos y frutas.
- Reemplazar grasas animales por aceites (monoinsaturados y poliinsaturados).
- Utilizar alimentos fuente de fibras (granos, frutas, cereales integrales, hortalizas y legumbres, preferencialmente crudos).
- Estar atento al modo de preparación de los alimentos para garantizar la calidad final, dando prioridad a los alimentos en su forma natural, y a preparaciones al horno, cocidas al vapor, o a la plancha. Las frituras deben ser excluidas de la dieta.
- Leer las etiquetas de los alimentos industrializados y evitar consumir alimentos muy calóricos y ricos en grasa saturada y en sodio, que es utilizado como

conservante y, por eso, está presente en gran parte de los alimentos industrializados.

- Retira el salero de la mesa y evita alimentos industrializados ricos en ese nutriente
- Dar preferencia a frutas, legumbres, verduras y alimentos ricos en fibras (granos, cereales integrales, avena, granola), para disminuir la absorción de grasa.
- Panes, pastas y cereales. Optar siempre por los integrales.
- Carnes. Elegir siempre las magras, blancas, como pescados y aves sin piel y cortes magros de carne roja.
- Postre. Evita comer postres ricos en grasa (donas, pasteles con cobertura, etc.) y aquellos con alta concentración de carbohidratos (bocadillo, arequipe, etc.).
- Prefiere ensaladas de frutas, paletas de fruta, gelatina, etc.

BIOMASA DE PLÁTANO

1. Lavar los plátanos con cáscara, uno por uno, utilizando esponja con agua y jabón y enjuagar bien.
2. En una olla a presión con agua hirviendo (para crear choque térmico), cocinar los plátanos con cáscara, sumergidos en agua por 20 minutos.
3. Apagar el fuego después de los primeros 8 minutos, y dejar que siga cocinándose.
4. Esperar a que el vapor se escape naturalmente. No acelerar el proceso abriendo la olla bajo la llave.
5. Al final del cocimiento, mantener los plátanos en el agua caliente.
6. Separar la pulpa, y pasarla inmediatamente por la procesadora de alimentos. Es muy importante que la pulpa esté caliente.
7. Poner la pulpa caliente en el procesador y procesar hasta que quede una pasta bien espesa.
8. En caso que no se vaya a utilizar inmediatamente, guardar en una bolsa plástica. Se puede guardar por 3 a 4 meses en el congelador, pero será necesario reprocesarla cuando se descongele.

JUGOS

Jugo Verde I

Dos hojas de col verde
300ml de agua
Dos unidades de limón gallego (pelados)
Seis hojas de yerbabuena
Ralladura de limón
La mitad de un pepino pequeño
Un trozo pequeño de jengibre

TIP: PARA CELULITIS

Agregar de 10 a 15 gotas de propóleos con 3 cubos de hielo, col verde y agua. Tomar en ayunas por 3 meses.
Diez gotas de propóleos, hielo al gusto. Puedes agregar otros tipos de hojas verde oscuras, tallos de apio, zanahoria, remolacha, etc.

Preparación: Batir todo en la licuadora y tomar diariamente en ayunas por 3 meses.

Jugo Verde II

Tres hojas de col verde
Cinco hojas de rúcula
Un atado de brócoli
Diez hojas de yerbabuena

Preparación: Batir todos los ingredientes con 300ml de agua y poner en cubetas de hielo, llevar al congelador. Batir con la fruta de tu preferencia usando de 3 a 4 cubos.

Jugo Verde III

Media taza de perejil (solo las hojas)
Media taza de yerbabuena (solo las hojas)
Una taza de col verde, sin el tallo
Una taza de berro (solo las hojas).

Preparación: Batir los ingredientes en la licuadora y colocar en vasitos desechables de café. Utilizar un vasito al día, batiendo con 300ml de agua o agua de coco, té verde, té de hibisco, té de diente de león, una fruta fresca de tu preferencia.

Jugo de Remolacha Cocida y Pelada (150g)

Una zanahoria cortada (50g)
Una tajada delgada de jengibre (1cm)

Preparación: Batir en la licuadora con agua, no colar y tomar enseguida.

Jugo Vasodilatador y Desintoxicante

Una maracuyá (parcha)Seis acerolas
Un atado de berro
Ralladura de jengibre

Preparación: Batir todo con agua y hielo. No colar.

Recetas Bajas En Carbohidratos

HELADO DE PROTEINA WHEY: (equivale a una porción del grupo 5 – carnes y proteínas). 20g de proteína whey aislada diluida en agua. Puedes hacer un helado proteico usando poca agua, hielo, batir en la licuadora y después agregar una cucharadita rasa de **GOMA XANTANA** y batir por 3 minutos más, puedes comer inmediatamente después de prepararlo o dejarlo en el congelador por 20 minutos.

PANQUECA PROTEICA SIN CARBOHIDRATOS: (equivale a una porción del grupo 5 – carnes y proteínas). Tres a cinco claras de huevo, canela en polvo, endulzante culinario en polvo. Asar en sartén antiadherente con una cucharadita de aceite de coco a fuego lento.

TORTA PROTEICA: (equivale a una porción del grupo 5 – carnes y proteínas). Una clara, una medida de proteína whey aislada. Colocar en una taza, misturar y llevar al microondas por un minuto.

OMELETTE DE MICROONDAS:

(equivale a 1 ½ porción del grupo 5 – carnes y proteínas).

Ingredientes:

Cinco claras de huevo
Pollo desmechado y temperado con albahaca
Orégano y azafrán
Ajonjolí y brócoli

Preparación: Colocar todos los ingredientes en un bol y llevar al microondas por 3 a 5 minutos.

OMELETTE DE CLARAS CON CALABACÍN:

(equivale a 1 porción del grupo 5 – carnes y proteínas).

Ingredientes:

Cinco claras de huevo
Calabacín, orégano, ajonjolí
Aceite de oliva

Preparación: Lavar el calabacín y cortar en trozos pequeños. Colocar el aceite de oliva en una olla, agregar el calabacín y dejar cocinar hasta que ablande, deje secar bien el agua. Agregar las claras de huevo, el orégano y el ajonjolí y dejar cocinar por 5 minutos más.

PUDÍN DE CLARAS:

(equivale a una porción del grupo 5 – carnes y proteínas).

Cinco claras batidas a punto de nieve
Dos cucharadas de stevia

Preparación: Llevar las claras y el azúcar al baño maría hasta sentir caliente al tocar con un dedo, después batir con la batidora hasta que queden bien firmes, poner en un molde para pudín untado con mantequilla light, espolvorear stevia en polvo, llevar al horno en baño maría por 25 minutos. Dejar enfriar antes de desmoldar y servir.

PAZOCA PROTEICA:

(equivale a 2 porciones del grupo 5 – carnes y proteínas).
Una cucharadita de crema de maní
Dos medidas de proteína whey

Preparación: Poner la crema de maní un minuto en el microondas y después agregar el whey. Llevar a la nevera para enfriar.

CREMA PROTEICA:

(1 porción = 1 platico - equivale a 1 porción del grupo 5 – carnes y proteínas).
Un sobre de pudin Royal Zero
Dos medidas de proteína whey.

Preparación: Diluir el pudin según las instrucciones del empaque, agregar el whey y cocinar.

CUPCAKE PROTEICO:

(1 ½ unidad equivale a una porción del grupo 5 – carnes y proteínas).
Tres huevos
Cuatro claras
Siete dosis de whey sabor chocolate
Dos cucharaditas de polvo de hornear

Preparación: Batir todo en la licuadora y llevar al horno precalentado a 160°C. Hornear por 5 minutos, más tiempo hace que los cupcakes queden secos. Rinde 10 porciones.

CAFÉ CON LECHE PROTEICO:

(equivale a una porción del grupo 5 – carnes y proteínas).

Preparación: Batir en la licuadora 150ml de agua caliente con una medida (26g) de proteína whey aislada sabor vainilla, café soluble, canela en polvo y stevia.

TILAPIA APANADA:

(equivale a una porción del grupo 5 – carnes y proteínas).
120g de tilapia
Linaza triturada
Quinua en hojuelas

Preparación: Sazonar la tilapia al gusto y después pasar por la linaza con quinua, después es solo hornear por 30 minutos.

PANQUECA DULCE:

(equivale a una porción del grupo 5 – carnes y proteínas, ½ porción del grupo 1 – carbohidratos).
Dos claras
Media medida de whey sabor vainilla
Una cucharada de harina de coco
Media cucharadita de polvo de hornear
Gotas de esencia de vainilla

Preparación: Batir todo y asar por ambos lados en una sartén antiadherente.

COBERTURA:

Media medida de whey de chocolate, una cucharadita de cacao en polvo y agua para formar una salsa. Colocar 20 segundos en el microondas.

PASTELILLO DE WHEY:

(equivale a una porción del grupo 5 – carnes y proteínas).
Una medida de whey sabor chocolate o vainilla
Media taza de leche de almendras
Una clara
Endulzante culinario al gusto

Preparación: Mezclar todo y llevar por 2 minutos al microondas.

BARRITA DE PROTEINA CASERA:

(1 unidad equivale a ½ porción del grupo 5 – carnes y proteínas).

Cuatro medidas de whey
Una taza de harina de coco
Una taza de mezcla de quinua, avena, ajonjolí y linaza dorada
Una taza de maní (tostado y batido en licuadora sin cáscara – pueden ser avellanas, almendras o nueces)
Una cucharadita de canela en polvo
Dos cucharadas de agua
Dos claras

Preparación: Mezclar todo y poner en un molde, hornear por 12 minutos en horno precalentado. Después cortar, envolver y guardar.

MINI BRAZO DE REINA PROTEICO:

(equivale a ½ porción del grupo 5 – carnes y proteínas).
Dos claras
Una cucharada de harina de coco
Una cucharada de whey sabor vainilla,
Esencia de vainilla
Media cucharadita de polvo de hornear
Una cucharadita de endulzante en polvo

Preparación: Mezclar todo y freír en sartén antiadherente.

RELLENO:

Whey de vainilla o chocolate diluido en agua, llevar por 20 segundos al microondas.

PETIT GATEAU DE MICROONDAS:
(equivale a una porción del grupo 5 – carnes y proteínas)
Una clara
Una medida de whey sabor chocolate
Una cucharadita de crema de maní
Una cucharadita de cacao en polvo, cantidad de agua necesaria

Preparación: Poner todo en un pocillo y llevar al microondas hasta subir, alrededor de 30 a 45 segundos.

GALLETAS:
(4 unidades equivalen a una porción del grupo 5 – carnes y proteínas).
Dos claras
Dos medidas de whey sabor chocolate
Dos cucharadas de crema de maní

Preparación: Mezclar todo, poner en moldes y hornear por aproximadamente 12 minutos.

PASTEL NAPOLITANO:
(equivale a una porción del grupo 5 – carnes y proteínas).
Un huevo
Una clara
Una cucharada de harina de coco
Una medida de whey sabor vainilla
Un poco de agua
Una cucharadita de polvo de hornear

Preparación: Mezclar y llevar al microondas por más o menos 2 minutos.

COBERTURA:

½ medida de whey sabor fresa, agua.

Preparación: Llevar al microondas por 20 segundos. Se puede intercalar una capa de pastel y una de cobertura.

MUFFINS:

(1 unidad equivale a una porción del grupo 5 – carnes y proteínas).
Tres claras
Una y media medida de whey
Una cucharada de cacao en polvo
Una cucharadita de aceite de coco
Una cucharadita de quinua en hojuelas

Preparación: Mezclar, poner en moldes y hornear por 15 minutos.

PECHUGA DE POLLO CON ESPINACAS:

(1 filete (120g) equivale a una porción del grupo 5 – carnes y proteínas).
Dos filetes delgados de pechuga de pollo
Medio diente de ajo machacado
Sal al gusto
Un pocillo de espinacas cocidas
Una cucharada sopera de aceite de girasol
La mitad de una 1/2 cebolla rallada

Tres tomates sin piel y sin semillas picados
Una hoja de laurel

Preparación: Sazonar los filetes con ajo y sal. Rellenar cada filete con una porción de espinaca, cerrar con un palillo y reservar. Freír la cebolla en el aceite con el tomate. Agregar el laurel y dejar cocinar hasta que quede una salsa espesa. Si es necesario, agregar agua. Agregar los filetes, tapar y dejar cocinar por 15 minutos, o hasta que los filetes estén cocidos. Retirar los palillos y servir con arroz integral.

ALBONDIGAS CON SEMILLA DE CHÍA:

(4 unidades pequeñas equivalen a una porción del grupo 5 – carnes y proteínas).
Un kg de carne molida
Una cebolla picada
Un huevo
Tres cucharadas de semilla de chía
Una cucharada sopera de salsa de soya light

Preparación: Mezclar todos los ingredientes menos las semillas de chía. Agregar las semillas de chía hasta obtener la consistencia necesaria para formar las bolitas. Llevar las albóndigas al horno hasta que queden asadas. Servir con salsa de tomate fresco.

DANONINO DE WHEY:

(equivale a una porción del grupo 5 – carnes y proteínas).
Una medida de whey de vainilla
Una gelatina diet lista sabor cereza o frambuesa

Cuatro cubos de hielo
150ml de agua
Una cucharadita de goma xantana

Preparación: Batir todos los ingredientes en la licuadora y llevar al congelador por 30 minutos.

PANECITO PROTEICO:

(equivale a ½ porción del grupo 5 – carnes y proteínas).
Un huevo entero
Una clara
Tres a cuatro cucharadas de agua
Una cucharada de harina (puedes usar harina integral de avena, centeno o linaza)
Una cucharadita de polvo de hornear
Sazonar al gusto.

Preparación: Mezclar todos los ingredientes y llevar al microondas por 3 minutos.

HAMBURGUESA DE POLLO:

(equivale a una porción del grupo 5 – carnes y proteínas).
150g de pechuga de pollo
Una cucharada de quinua
Condimento al gusto
Una cucharada de perejil y cebollino

Preparación: Moler la pechuga en el procesador en la velocidad de pulso o manual, tener cuidado para no moler mucho el pollo. Después agregar la quinua y moldear el pollo en forma de hamburguesa, como en la imagen. Enseguida, calentar una sartén antiadherente y dorar la carne por ambos lados. Esto se puede hacer en un asador o en horno eléctrico.

BESITO DE WHEY:

(equivale a ½ porción del grupo 1 – carbohidratos, 1 porción del grupo 5 – carnes y proteínas)
Una medida de whey (proteína de suero)
Una cucharada de aceite de coco
AguaCoco rallado

Preparación: Mezclar el aceite, el whey y el agua hasta formar una masa consistente. Hacer bolitas y pasarlas por el coco rallado. Se puede usar cacao, whey o castañas en la cobertura.

BOCADILLO ENERGETICO:

(equivale a una porción del grupo 5 – carnes y proteínas).
50 g de coliflor
100g de pollo cocido

Preparación: Moler y hacer bolitas y ponerlas en el horno.
Para el relleno: Un huevo batido, brócoli, tomate, cebolla y condimentos picados, colocar dentro de las bolitas y llevar al horno nuevamente para gratinar.

PIZZA BUENA FORMA:

(equivale a una porción del grupo 5 – carnes y proteínas, ½ porción del grupo 1 – carbohidratos).

120g de pollo desmechado
Una taza más dos ramitos de coliflor cocida

Preparación: Batir todo en el procesador y colocar esta masa en un molde untado con aceite de oliva.

Para el relleno: Salsa de tomate hecha en casa, pollo desmechado, palmito, lechuga, escarola sofrita, queso cottage, cebolla, tomate y orégano. Llevar al horno por 10 minutos.

DULCE SALUDABLE:

(equivale a una porción del grupo 5 – carnes y proteínas, ½ porción del grupo 1 – carbohidratos).
100g de tofu
Media medida de whey de chocolate
50g de coliflor
Endulzante culinario (ej.: stevia), esencia de caramelo o vainilla.

Preparación: Batir en el procesador y dejar en el refrigerador por un tiempo.

Para el relleno: ½ medida de whey de chocolate mezclada con agua, refrigerar. Rellenar después las bolitas, espolvorear whey, canela y endulzante. Asar en el horno caliente a 280°C por 20 minutos.

CREMA DE MANÍ CASERA

500g de maní tostado y sin piel
Cinco cucharadas de aceite de coco
Endulzante stevia al gusto

Preparación: Batir todo en la licuadora y refrigerar.

CROQUETAS FITNESS

Seis cucharadas de avena batida en licuadora hasta quedar en harina
Dos cucharadas de harina de maíz (polenta)
Una cuchara de té (5ml) de aceite de coco
150ml de agua
Dos porciones de queso procesado light (35Kcal)
Siete cucharadas de pollo desmechado
Condimentos: sal, pimienta, cebollino
Dos cucharadas de harina de amaranto (para apanar)
Una cucharada de queso cottage libre de lactosa

Preparación: Mezclar el queso procesado y el pollo, batir en la licuadora o en el procesador hasta quedar como una pasta. Reserva en un bol. En la licuadora, aun sucia de la pasta, colocar el agua, el queso cottage, 1 cucharada de la pasta de pollo reservada y el aceite de coco. Batir hasta mezclar todo. En una olla, mezclar la harina de avena, la harina de polenta de maíz, el líquido batido, la sal y la pimienta del reino molida. Mezclar bien para dar cuerpo y llevar a fuego bajo revolviendo vigorosamente hasta que se suelte de la olla por completo. Deja entibiar. Moldear las croquetas, colocar el relleno y cerrar. Si te gusta puedes añadir perejil picado al relleno. Apanar con la harina de amaranto. Rinde para 20 croquetas pequeñas. Precalentar la freidora sin aceite (AirFryer) por 3 minutos y colocar las croquetas a 160°C por 10 minutos y a 200°C por 5 minutos más hasta dorar. Llevar al horno precalentado en bajo, durante unos 30 minutos, hasta quedar crocante y dorar. Es posible hacer una cantidad mayor y congelar.

TORTA DE ZANAHORIA FIT:

(equivale a una porción del grupo 1 – carbohidratos, ½ porción del grupo 5 – carnes y proteínas).
Una zanahoria mediana
Una taza de avena en hojuelas
Un huevo
Media taza de leche de arroz
Stevia al gusto

Preparación: Batir todo en la licuadora hasta obtener una masa homogénea y asar. **Cobertura:** ½ medida de whey sabor chocolate y la cantidad necesaria de agua.

TORTA PROTEICA DE BANANA:

(½ receta equivale a uns porción del grupo 1 – carbohidratos, ½ porción del grupo 5 – carnes y proteínas).
Un huevo
Una cuchara de postre (10ml) de crema de maní o de aceite de coco
Una cucharada de azúcar orgánico demerara o endulzante para hornear
Una medida de whey de vainilla o chocolate
Una cucharada de harina de quinua
Una cuchara de té de fermento en polvoUna banana picada

Preparación: Mezclar todo en el orden de la receta y colocar de 3 a 4 minutos en el horno microondas.

Cobertura opcional: Una medida de whey de chocolate, 1 cuchara de té de aceite de coco o crema de maní, cacao en polvo sin azúcar, stevia de horno y fogón y un poquito de agua para humedecer, llevar al microondas por 30 segundos. Si se quiere dejar más gustoso, adicione junto con el agua, leche de coco light y aumente la dosis de whey para dar mayor cobertura.

BRIGADEIRO PROTEICO:

(equivale a una porción del grupo 1 – carbohidratos, 1 porción del grupo 5 – carnes y proteínas).
Una banana grande
25g de proteína de whey aislada sabor chocolate
Una y media cucharada de quinua en hojuelas o 1 cucharada de avena en hojuelas

Preparación: Llevar la banana al microondas por 2 minutos, adicionar el whey y la quinua y mezclar, llevar a la nevera para congelar (se puede hacer en la noche para comer en la mañana).

PAPILLA PROTEICA:

(equivale a 1 porción del grupo 1 – carbohidratos, 1 porción del grupo 5 – carnes y proteínas).
Seis claras de huevoUna yema
25g de harina de avena o harina de quinua real

Preparación: Batir en la licuadora todos los ingredientes y colocar en una olla a fuego medio. Revolver hasta que la mezcla gane consistencia.

PANQUECA DE WHEY:

(equivale a una porción del grupo 1 – carbohidratos, ½ porción del grupo 5 – carnes y proteínas).
Dos claras de huevo
Dos cucharadas de quinua
Una cucharada de avena en hojuelas
25ml de leche de almendras
10g de proteína de whey
Una cucharadita cafetera de aceite de coco
Tres nueces picadas

Preparación: Mezclar todos los ingredientes en un bol y después colocar en una olla antiadherente y dejar cocinar hasta quedar doradito.

BOLITAS DE BATATA Y POLLO:

(equivale a una porción del grupo 1 – carbohidratos, una porción del grupo 5 – carnes y proteínas).
100g de pollo cocido (desmechado o procesado)100g de batata cocida y en pure
Un huevo crudo
Una cucharada de harina integral

Preparación: Mezclar todo, hacer bolitas y llevar al horno por 30 minutos. Rinde 12 bolitas.

TORTA DE AVENA:

(equivale a una porción del grupo 1 – carbohidratos, ½ porción del grupo 5 – carnes y proteínas).
Un huevo
Cuatro claras de huevo
Cuatro cucharadas de harina de avena
Una cucharada de polvo de hornear
Una pizca de sal

Preparación: Mezclar bien el huevo, la avena, el polvo de hornear y la sal. Por último, añadir las claras de huevo y mezclar hasta obtener una masa suave. Engrase un molde de cristal con aceite, verter la mitad de la masa y colocar el relleno. Se puede rellenar al gusto, una sugerencia es atún, 2 cucharadas de queso cottage y un poco de maíz verde, pollo y brócoli, también puede ser dulce, sabor a banana y queso, mermelada o pasta de guayaba, en fin, utilizar la imaginación. Esta masa es básica. Colocar sobre el relleno, la otra mitad de la masa. Hornear en horno precalentado a temperatura media durante unos 30 minutos o hasta que la masa esté dorada.

TORTA DE BATATA PROTEICA:

(equivale a una porción del grupo 1 – carbohidratos, ½ porción del grupo 5 – carnes y proteínas).
200g de batata
Cinco claras y 1 yema de huevo
Dos medidas de proteína de whey, canela al gusto
Una cucharada de endulzante culinario

Preparación: Mezclar todo en una licuadora y se vierte en un molde untado con avena y canela. Colocar castañas y uvas pasas por encima y espolvorear coco rallado sin azúcar, sólo para dar más sabor.

GELATINA CASERA DE UVA CON MANZANA:

(equivale a una porción del grupo 1 - carbohidratos, ½ porción del grupo 5 - carnes y proteínas).
300 ml de zumo de uva concentrado
200ml agua
Un sobre del polvo de gelatina sin sabor
Una manzana sin cáscara picada
Endulzante al gusto

Preparación: Mezclar el jugo de uva con el agua y el endulzante. Disolver la gelatina de acuerdo con las instrucciones del paquete (tenga cuidado de no hervir el agua para disolver la gelatina, pues sino la gelatina no da forma). Con una cuchara mezcle bien la gelatina disuelta al jugo de uva diluido y endulzado. Picar las manzanas en cubos pequeños, mezclar con el líquido y refrigerar.

MOUSSE DE CHIA:

(equivale a una porción del grupo 1 - carbohidratos, ½ porción del grupo 5 - carne y proteínas).
Tres cucharadas de granos de chía
180ml de agua
200ml bebida vegetal de arroz
Tres cucharadas de miel
24g de gelatina sin sabor

200g de queso ricota fresco
Un paquete de gelatina (sabor preferido) preparado de acuerdo con las instrucciones del empaque

Preparación: Colocar los granos de chía en agua para hidratar. Calentar bien la bebida de arroz con la miel y a continuación, añadir la gelatina, revolviendo para disolver. Llevar esta mezcla a una licuadora y mezclar con el queso. En un recipiente agregar la mezcla y las semillas de chía hidratado y mezclar bien. En un molde de pudín, alternar capas de la crema de chía y de la gelatina del sabor favorito. Para obtener capas bien diferenciadas, deje intervalos de 30 minutos en el refrigerador, entre una capa y otra.

TORTA DE NARANJA PROTEICA:

(½ receta equivale a una porción del grupo 1 – carbohidratos, 1 porción del grupo 5 – carnes y proteínas).
Cuatro huevos
Dos naranjas sin cáscara y picadas con la piel
Una taza de harina de centeno integral
Dos cucharadas proteína de whey
Media taza de almidón de arrurruz
Una cucharadita de postre de fermento en polvo
Dos sobrecitos de endulzante sucralosa (opcional)
Una cucharada de semillas de anís
Canela en polvo y nuez moscada al gusto

Preparación: En una licuadora, batir muy bien los huevos, la naranja con piel picada y el endulzante hasta obtener una crema clara. Mientras tanto, en un bol, poner el trigo, la mezcla de proteína, arrurruz, canela, semillas de anís, nuez moscada y el fermento. Añadir el contenido de la licuadora de ese recipiente y mezclar con una cuchara hasta que se forme una masa pastosa. Poner todo en un molde engrasado con mantequilla y espolvoreado con trigo. Llevar a fuego medio, precalentado, durante 30 minutos. Rinde en promedio 8 porciones.

PANQUECA DE BATATA:

(equivale a una porción del grupo 1 – carbohidratos, 1 porción del grupo 5 – carnes y proteínas).
100g de batata (punto firme)
Un huevo entero
Cinco claras
Una cucharada de postre de canela
15 a 30 gotas endulzante (sucralosa)

Preparación: Batir toda en la licuadora, excepto la canela. Use aerosol sin grasa (PAM), para engrasar el sartén y proceder como con cualquier panqueca. Al final de la preparación, espolvorear con canela. Si su comida necesita de más carbohidratos, aumentar la batata, si necesita de más proteínas, aumentar las claras o añadir proteína de whey en la receta.

MINI TORTA PROTEICA:

(equivale a una porción del grupo 1 – carbohidratos, 1 porción del grupo 5 – carnes y proteínas).

PARA LA MASA:
Una medida de whey aislado, 1 clara de huevo, 5g de cacao en polvo sin azúcar, 1 cucharadita de aceite de coco, 100 ml de agua, almendras al gusto.

PARA LA COBERTURA:
Media dosis de whey aislado, 1 cucharadita de goma xantana, 2 cucharadas de endulzante de horno y fogón, 1 cucharada de dip de chocolate, 50 ml de agua.

Preparación: Batir todos los ingredientes de la masa y hornear. Para la cobertura, llevar los ingredientes a fuego bajo hasta espesar.

PANQUECITO PROTEICO:
(equivale a ½ porción del grupo 1 – carbohidratos, 1 porción del grupo 5 – carnes y proteínas).
Un huevo
Dos claras
Una medida de whey de fresa
Viente almendras
Una cucharada de té de fermento
Una cucharada de té de harina sin gluten

Preparación: Mezclar los ingredientes y hornear.

DULCE TOP:
(equivale a una porción del grupo 1 – carbohidratos, 1 porción del grupo 5 – carnes y proteínas).
Una medida de whey

50g de avena
50g de batata
Endulzante culinario

Preparación: Mezclar todo y dejar en la nevera.

RECETAS DE SOLO CARBOHIDRATOS

PAPA YACÓ CON ACEITE DE OLIVA Y HIERBAS:

(equivale a una porción del grupo 1 – carbohidratos).

Preparación: Pelar y cortar en rodajas del espesor de un dedo, dejar en remojo en agua por 15 minutos, retirar el exceso de agua. Poner dos cucharadas de aceite de oliva en un sartén y adicionar las rodajas de papa yacón. Se pueden adicionar hierbas como orégano, azafrán, pimienta o jengibre.

HELADO DE BANANA CON SALSA DE CHOCOLATE:

(equivale a una porción del grupo 1 – carbohidratos o del grupo 4 – frutas).
Para el helado: 1 banana pelada.
Para la salsa: 1 cucharada de aceite de coco, 1 cucharadita cafetera de cacao en polvo más canela al gusto.

Preparación: Helado: colocar l banana pelad en el congelador por aproximadamente 2 horas o más (dependiendo del congelador). Salsa: colocar la salsa en el microondas por 1 minuto (debe quedar caliente). Sacar l banana del congelador y si estuviera muy duro, esperar de 5 a 10 minutos, después poner la salsa encima de la banana (que por estar congelado va a endurecer la salsa). Nota: es posible preparar con mango.

MOUSSE DE AGUACATE CON CANELA Y CACAO EN POLVO:

(equivale a una porción del grupo 1 – carbohidratos o del grupo 4 – frutas).
Un aguacate maduro, de preferencia orgánica
Dos cucharadas de cacao en polvo
Una cucharada de aceite de aguacateUna cuchara de té de canela
Una cuchara de té de miel

Preparación: Batir todos los ingredientes en la licuadora. Llevar a la nevera por 3 horas.

GELATINAS DE ALGAS CON MANZANA Y CANELA:

(equivale a una porción del grupo 4 – frutas).
Una cucharada de agar-agar (alga en polvo)
Un vaso de agua
100g de ciruela seca
Un vaso de compota de manzana (½ kg de manzana Fuji, 1 pizca de sal, ½ taza de agua)

Preparación: Compota de manzana: Lavar bien, pelar y cortar la manzana en cascos, colocar en una olla con una astilla de canela, una pizca de sal y agua. Cocinar en fuego bajo por 30 a 60 minutos después de hervir. Dejar el agar-agar en remojo en agua por 15 minutos. Llevar a fuego bajo y dejar hervir por 5 minutos. Mezclar la compota de manzana y cocinar por 5 minutos más. Lavar las ciruelas en agua filtrada. Después cocinar al vapor por 5 minutos y retirar las semillas. Mezclar las ciruelas en la gelatina de manzana. Colocar en potes y llevar a la nevera por una hora.

HELADO DE CACAO CON CHIA:

(equivale a una porción del grupo 1 – carbohidratos o del grupo 4 – frutas)
Una banan
Una cucharada de cacao en polvo
Una cucharada de semillas de chía.

Preparación: Lavar la banana y congelar con la cáscara por 4 horas. Después de este tiempo pelar y cortar en rodajas. Colocar en la licuadora y batir en función de pulso o manual, adicionar el cacao y la chía. Colocar en una taza y consumir inmediatamente después de preparar.

BRIGADEIRO DE BANANA:

(equivale a una porción del grupo 1 – carbohidratos o del grupo 4 – frutas).
Un banana
Una cucharada de cacao,
Una cucharadita rasa de canela en polvo
Una nuez del Brasil triturada

Preparación: Macerar la banana con un tenedor y colocar en una olla a fuego bajo e ir revolviendo hasta oscurecer.

Adicionar el caco y la canela y continuar revolviendo hasta desprender del fondo de la olla. Retirar del fuego, adicionar la nuez y dejar enfriar.

PUDÍN DE CHÍA SIN LACTOSA:

(equivale a una porción del grupo 1 – carbohidratos o del grupo 4 – frutas).
Media taza de leche de almendras
Una taza de chía
Una banana congelada
Una a dos cucharadas de cacao en polvo orgánico

Preparación: Deje la chía en remojo en la leche de almendras en la nevera por media hora. Después mezcle con una banana congelada en rodajas, macere y adicione el cacao en polvo.

SAGÚ O ALMIDÓN CON SEMILLAS DE CHÍA:

(equivale a una porción del grupo 4 – frutas).
Zumo de uva orgánico
Semillas de chía

Preparación: Deje la chía junto con el zumo de uva orgánico por 3 horas y media. Esta receta ayuda a sentir saciedad.

JUGO DE UVA ORGÁNICO CON CHÍA:

(equivale a una porción del grupo 1 – carbohidratos o del grupo 4 – frutas).
200 ml de zumo de uva integral orgánico
100g de pulpa de açaí congelada

Media cucharada de granos de chía
Azúcar demerara orgánico al gusto

Preparación: Mezcle todos los ingredientes en la licuadora. Sirva con cubos de hielo.

GALLETAS DE AVENA ENRIQUECIDAS:

(4 unidades equivalen a una porción del grupo 1 – carbohidratos).
Dos tazas de avena en hojuelas
Una taza de harina de quinua
Dos huevos pequeños
Media taza de aceite de castaña de Pará
Avellana o de coco (o de canola)
Media taza de castañas de Pará picadas
Un puñado de uvas pasas oscuras
Una taza de azúcar moreno
Dos cucharadas de coco fresco rallado
Media cucharada de postre de esencia de vainilla
Una cucharada de postre de fermento en polvo (opcional)

Preparación: Mezclar todos los ingredientes, dejando para el final el fermento en polvo. Hacer pequeñas bolitas con la ayuda de una cuchara y disponerlas sobre una lata para asar que no necesite ser engrasada. Con un tenedor, amasar las bolitas para formar las galletas, que deben ser del tamaño de su preferencia. Llevar al horno precalentado y hornear hasta que queden doradas. Preferiblemente dejar enfriar sobre una parrilla y guardar solo cuando estén bien frías.

BATATA CON PIMIENTA:

(equivale a una porción del grupo 1 – carbohidratos).
Una batata pelada
Una cuchara de té de aceite de olive
Una cuchara de té de pimienta cayena
Una cuchara de té de paprika
Media cuchara de té de sal

Preparación: Calentar el horno a 205°C. Cortar las batatas a la francesa. En un recipiente, mezclar las batatas con los demás ingredientes. Colocar en un molde para hornear y dejar en el horno entre 35 y 45 minutos o hasta que estén doradas por fuera.

CREMA DE BATATA:

(3 cucharadas equivalen a una porción del grupo de carbohidratos).
Un kg de batata pelada y cortada en cubos
Una cebolla picada
Un frasco de puerros picados
100g de tofu
Aceite y sal al gusto

Preparación: Sofreír la cebolla en el aceite. Adicionar el tofu y sofreír un poco más. Adicionar la batata y agua suficiente para cocinar. Licuar las batatas con el agua.

FALSA NUTELLA:

(1 cucharada equivale a ½ porción del grupo 1 – carbohidratos).

Un pudín Royal Zero
Una cucharada de cacao en polvo
80g de avellanas

Preparación: Hornear las avellanas por 10 minutos, pelar y triturar. Preparar el pudín con 150ml de leche de arroz más 200ml de agua. Mezclar con los otros ingredientes y almacenar en nevera.

BRIGADEIRO:

(equivale a una porción del grupo 1 – carbohidratos).
200ml de leche de arroz
130g de crema de maní
Dos cucharadas de cacao en polvo
Endulzante al gusto

Preparación: Cocinar la leche con la crema de maní hasta desprender del fondo de la olla, apagar el fuego y adicionar los demás ingredientes.

DULCE DE FRESAS CON AVENA:

(equivale a una porción del grupo 1 – carbohidratos).
Dos tazas de fresas trituradas
Una cucharada de gelatina sin saborUn cuarto de taza de agua filtrada
Media cuchara de té de endulzante stevia líquido
Media cucharada de zumo de limón
Una clara
Seis cucharas de postre de avena en hojuelas

Preparación: En una olla pequeña diluir la gelatina en agua y llevar al baño maría apenas para disolver bien. En un recipiente mezclar muy bien la gelatina y las fresas trituradas. Llevar a la nevera. Mientras tanto batir la clara a punto de nieve y mezclar delicadamente con la crema helada de fresas. Dividir en 6 tazas y llevar para helar por 2 horas. Al momento de servir, espolvorear 1 cucharada de postre de avena en hojuelas en cada taza. Rinde 6 porciones.

RECETAS FUNCIONALES – ADEREZOS Y SIMILARES

Vinagre aromatizado:

Un ramito de perejil, 1 ramito de alecrín o romero, 1 ramito de cebollino, 1 ramito de apio, 1 pimentón rojo, hojas de laurel, 1 diente de ajo, 1 pizca de sal.

Preparación: Llenar una botella con vinagre blanco. Dejar macerar como mínimo por 10 días.

Té helado de frutos rojos con jengibre:

Un cucharada de postre de jengibre picado, 1 taza de agua mineral, ½ taza de frutos rojos (frambuesa, mora, arándano).

Preparación: En una olla de vidrio, cerámica o acero inoxidable, colocar el jengibre y agregar el agua mineral. Llevar al fuego, cuando comience a hervir, dejar de 3 a 5 minutos. Después de enfriar, colar y licuar el té con los frutos rojos. Servir helado.

Leche de almendras:

Un vaso de almendras, dejar en remojo por 7 horas.

Preparación: Batir en licuadora con 3 vasos de agua mineral y colar.

Coliflor asada: Preparación: Lavar la coliflor y cortar en ramitos pequeños, esparcir un poco de aceite en un molde de vidrio plano u otro molde. Colocar la coliflor en el molde y bañar con un poco de aceite de oliva y sal. Asar en horno medio hasta que esté blanda (probando con la punta de un cuchillo), y un poco dorada. Condimentar con pimienta y un poco de perejil picado, consumir inmediatamente.

Mezcla de aceites:

100ml de aceite de oliva, 50ml de aceite de almendras, 50ml de aceite de linaza, 50ml de aceite de ajonjolí.

Preparación: Mezclar todo y colocar en un recipiente de vidrio, se puede adicionar alguna hierba para dar sabor. Esta mezclar es rica en omega 3, 6 y 9.

Aderezo funcional:

Dos cucharadas de yerbabuena deshidratada, 3 cucharadas de salvia deshidratada, 12g de romero deshidratado, 180g de ajo deshidratado, 90g de cebolla deshidratada, 120g de orégano deshidratado, 100g de azafrán de tierra, 2 cucharadas de pimienta negra, 12g de mezcla deshidratada de perejil y cebollino, 5g de cebollino deshidratado, 3 cucharadas de paprika dulce, 4g de laurel.

Preparación: Mezcle todo y utilice en las preparaciones.

Sobre la Autora

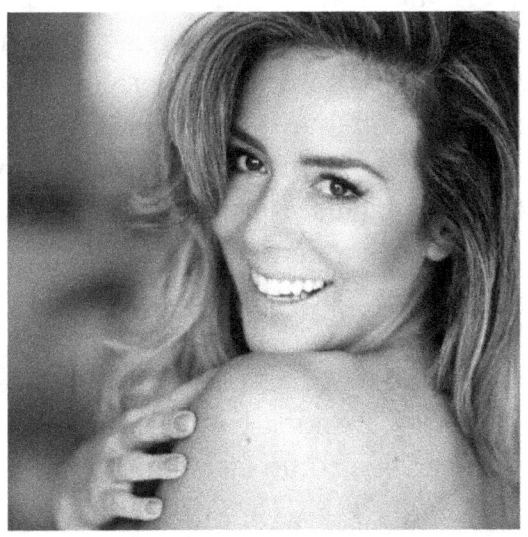

Originalmente una niña pobre de Santa Catarina, Silu Scheffer transformó su vida de una forma impresionante, motivada por el sueño adolescente de llegar a ser una Miss en Brasil, ¡sueño que cumplió tres veces! A los 17 años de edad, Silu decidió bajar de peso y usar la frustración causada por las constantes críticas a su aspecto físico para diseñar sus propias rutinas de ejercicio y dietas saludables, las cuales le permitieron convertirse en una hermosa y exitosa mujer, que hoy sigue cautivando y motivando a las personas que la rodean.

Durante cuatro años, Silu siguió sus propias rutinas para pasar de 80 kg a 49 kg, adaptando las dietas a su capacidad adquisitiva, entrenando su mente para reducir el consumo de alimentos, montando en bicicleta a diario y lo más importante: repitiendo que sí era posible alcanzar su peso ideal. Al alcanzar su peso ideal, Silu no se detuvo, pidió prestado un vestido a una amiga y concursó en Miss Palhoça, donde obtuvo su primera corona. A partir de ese momento su vida tomó un nuevo rumbo.

En 2012 escribió *Diario de una ex-gordita* y el libro se convertirá en una película. Desde entonces Silu ha enseñado a muchas mujeres a tomar el control de sus vidas, aún en las peores situaciones, para alcanzar sus sueños.

Hoy, Silu es conocida como autora, motivadora, blogger y una personalidad en televisión que representa salud y belleza en Brasil y Estados Unidos. Incluso, Silu es una consejera certificada en como fascinar utilizando el sistema de *How to Fascinate*.

Fundadora del método de entrenamiento *Join the Band*

Mil y una utilidades, las minifas o elásticas, o "mini-bandas" *Join the Band* pueden ser usadas en diversos momentos, que van desde la rehabilitación física y el fortalecimiento muscular hasta el entrenamiento deportivo o fitness. Además, el accesorio puede minimizar el riesgo de lesiones. "En general, la miniband es un óptimo accesorio para trabajar glúteos mediáticos, que influyen en la estabilidad de la cadera, rodillas y tobillos, de modo que su uso no altera el objetivo principal del practicante de cualquier modalidad físico-deportiva, la academia para poder favorecernos, y así proporcionar un entrenamiento más intenso.

Entre todos los que se pueden utilizar en varios tipos de entrenamientos, existe el Mini-Band *Join the Band*. El Mini-Band es una banda elástica en forma circular, que se utiliza para realizar varios tipos de ejercicios, proporcionando así un efecto poderoso para su cuerpo. A diferencia de los otros elásticos, el Mini-Band es un poco menor que el común, y por eso ofrece una resistencia progresiva y un trabajo aún más intenso con los músculos.

Conforme el Mini-Band *Join the Band* es estirado, el cuerpo trabaja el músculo, haciendo que sea contraído, y usando la fuerza de este mismo músculo, para que la banda elástica sea estirada hasta su límite. Este tipo de accesorio a menudo presenta más resultados que las mancuernas que se utilizan en los entrenamientos, los tobillos y otros accesorios.

¿Quieres entrenar con Silu?

Todos los videos con entrenamientos exclusivos que puedes hacer en tu casa o en el parque.

¡Entra a nuestro sitio web y cambies tu cuerpo ahora!
www.ccbclarocolorbeauty.com

Amazon Store
https://www.amazon.com/gp/offer-listing/B07CSJPD6F/ref=dp_olp_new_mbc?ie=UTF8&condition=new

Usa el nombre **Join the band**
Encuentrame en mis redes sociales

Instagram: @silumiami
YouTube: Silu Scheffer
Facebook: Diario de una ex gordita.
Website URL: www.silumiami.com

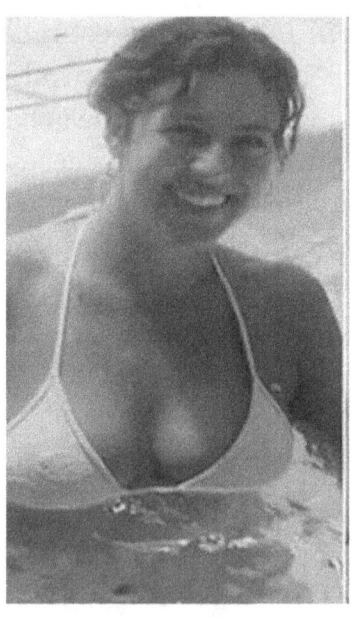
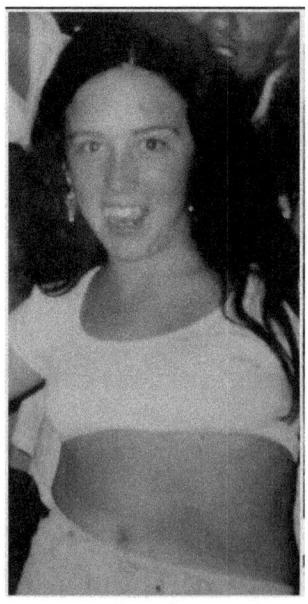

Testimonios

"La mayoría de las mujeres engordan después del matrimonio y más aún después de tener hijos. Conmigo no fue diferente. Comenzé mi embarazo con 65 kg y después de dar a luz aumenté a 92 kg. Me llevé un susto cuando subí en la balanza y vi lo mucho que habia aumentado de peso. Me quedé en shock sin saber qué hacer. Un día intenté ponerme un pantalon pero se quedó tan apretado a mi cuerpo que parecía que iba a estallar. Cuando regresé a mi casa agarré una vasija de comida y una botella de refrigerante y me puse a ver la y ahí estaba Silu. Cuando empezó la conversación, me vino un sentimiento de esperanza. Su voz y todas sus palabras me cayeron como agua en el desierto. Luego empecé a seguir sus consejos y poco a poco fui perdiendo peso y ahora uso el mismo pantalón y estoy muy feliz con mis 65 kg. Silu fue un ángel y un regalo en mi vida."

--Rafaela Salazar

Yo conocí el caso de Silu a través de su libro que una amiga me dio de regalo. Confieso que empece un poco incrédula pero en el primer capítulo yo me rendi a su historia y en tres horas ya había leído el libro entero. Despues entré en su intacto y comencé a seguir sus consejos. Leer este *libro ha modificado toda mi manera de ver la vida y me ha traído esperanza que si Silu consiguió hacerlo, ¡yo también puedo! Todavía estoy en la lucha contra la balanza y siempre que me hayo desanimada vuelvo a leer su libro y regreso de nuevo a enfocarme. Gracias Silu, entiendo que si tu lo lograste, yo tambien puedo.*

--Maria Helena Cunha

www.ingramcontent.com/pod-product-compliance
Lightning Source LLC
Chambersburg PA
CBHW070055080526
44586CB00013B/1072